临床常用药理论与实践

主编　刘长虹　刘　哲　杨新汶　赵伟伟

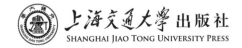

上海交通大学出版社
SHANGHAI JIAO TONG UNIVERSITY PRESS

内容提要

本书从临床实际出发，紧密结合当前临床药物学的发展现状及趋势，重点就神经科、心血管科、呼吸科、消化科的用药进行了详细讲解，包括药物的药理作用、临床应用、相互作用、不良反应等内容；并且简要介绍了临床常用中药。本书适合临床医师、药师阅读参考。

图书在版编目（CIP）数据

临床常用药理论与实践 / 刘长虹等主编. --上海 ：
上海交通大学出版社，2023.10

ISBN 978-7-313-27828-9

Ⅰ．①临… Ⅱ．①刘… Ⅲ．①临床药学 Ⅳ．①R97

中国版本图书馆CIP数据核字（2022）第254838号

临床常用药理论与实践

LINCHUANG CHANGYONGYAO LILUN YU SHIJIAN

主　　编：刘长虹　刘　哲　杨新汶　赵伟伟

出版发行：上海交通大学出版社

邮政编码：200030

印　　制：广东虎彩云印刷有限公司

开　　本：710mm×1000mm 1/16

字　　数：217千字

版　　次：2023年10月第1版

书　　号：ISBN 978-7-313-27828-9

定　　价：158.00元

地　　址：上海市番禺路951号

电　　话：021-64071208

经　　销：全国新华书店

印　　张：12.5

插　　页：2

印　　次：2023年10月第1次印刷

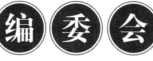

编委会

主　编

刘长虹（山东省东营市人民医院）

刘　哲（山东省滕州市中医医院）

杨新汶（山东省金乡宏大医院）

赵伟伟（山东省济宁市兖州区中医医院）

副主编

汤　超（湖北省仙桃市第一人民医院）

艾新斗（山东省济宁市中西医结合医院）

禹久亮（山东省寿光市医疗保障局）

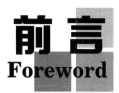

前言
Foreword

在临床医学实践中,疾病的发生与发展是一个极其复杂而多面的过程,针对这一过程,减轻或消除患者的临床症状、去除患者生理和心理上的问题、调节机体的内环境使之达到功能协调是治疗的目的。临床上,有多种治疗措施可供选择,但药物无疑是最基本、最有效、最广泛的应用手段。

药物是用以预防、治疗及诊断疾病的物质。在理论上,凡能影响机体器官生理功能及细胞代谢活动的化学物质都属于药物的范畴。进入 21 世纪,世界各国的医药科技发展迅速,大量新药不断问世。自改革开放以来,我国国民经济发展迅猛,政府投入巨资加强医药工业的发展,科研院所研发的新药逐年增加,这在一定程度上促进了临床医学的进步。然而,药物也是一把双刃剑,其作用受到许多因素的综合影响,如果使用不当,不但会影响治疗效果,而且可能危害健康。因此,合理使用药物对治疗疾病和维护健康具有重要意义。为了反映临床药学的新理论、新概念、新技术、新药物,也为了给临床医药工作者在实践中合理选择药物及制订合理的药物治疗方案提供有指导意义的科学依据,我们特组织一批专家编写了《临床常用药理论与实践》一书。

本书从临床实际角度出发,紧密结合当前临床药物学的发展现状及趋势,重点就神经科、心血管科、呼吸科、消化科的用药进行了详细讲解,包括药物的药理作用、临床应用、相互作用、不良反应等内容;并且简要介绍了临床常用中药。本书内容翔实、简明精炼,融科学性、先进性、系统性、思想性和实用性于一体,在坚持理论"必需、够用"的同时,有效地整合了药学与医学知识,可供临床医师、药师阅读参考,指导他们科学、规范、合理用药。

由于药物学发展迅速,加之参编人员较多,在内容深浅度选择和密切结合临床实际等方面可能有不足之处,尚待通过实践检验。衷心希望广大读者在实践过程中提出宝贵意见,以使本书不断修改、完善。

《临床常用药理论与实践》编委会

2023 年 8 月

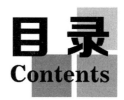
目 录
Contents

第一章　神经科常用药

第一节　镇　痛　药

镇痛药是一类作用于中枢神经系统,选择性地消除或缓解疼痛的药物。本类药物镇痛作用强,反复应用易产生依赖性和成瘾性,造成用药者精神变态而出现药物滥用及停药戒断症状。因此,本类药物又称为麻醉性镇痛药,临床上常用的麻醉性镇痛药包括阿片生物碱类镇痛药和人工合成镇痛药。

一、阿片生物碱类镇痛药

吗啡是阿片中的主要生物碱。通过激活体内的阿片受体而发挥作用。

(一)中枢神经系统作用

1.镇痛、镇静

吗啡有强大的选择性镇痛作用,对各种疼痛均有效,对持续性、慢性钝痛的作用大于间断性锐痛。吗啡具有明显的镇静作用,消除由疼痛引起的焦虑、紧张、恐惧等情绪,使患者在安静的环境中易入睡,并可产生欣快感。

2.抑制呼吸

治疗量的吗啡能抑制呼吸中枢,急性中毒时呼吸频率可减慢至3~4次/分。

3.镇咳作用

有强大的镇咳作用,对多种原因引起的咳嗽有效。常被可待因代替。

4.其他作用

缩瞳作用,中毒时瞳孔缩小如针尖。还可引起恶心、呕吐。

(二)兴奋平滑肌

1.胃肠道

本药能提高胃肠道平滑肌和括约肌张力,肠蠕动减慢,可引起便秘。

2.胆管

本药能使胆管括约肌张力提高,胆汁排出受阻,胆囊内压力增高。

3.其他

本药能使膀胱括约肌张力提高,致排尿困难、尿潴留;能使支气管平滑肌张力提高,诱发哮喘。

(三)心血管系统作用

吗啡可扩张血管平滑肌,引起直立性低血压;抑制呼吸,二氧化碳潴留,脑血管扩张,引起颅内压升高。

(四)用途

1.镇痛

由于成瘾性大,仅用于其他镇痛药无效的急性锐痛如严重创伤、烧伤等。心肌梗死引起的剧痛,血压正常情况下可用吗啡止痛。

2.心源性哮喘

左心衰竭突发性的急性肺水肿而引起的呼吸困难(心源性哮喘),除应用强心苷、氨茶碱及吸氧外,静脉注射吗啡可产生良好效果。作用机制可能为:①吗啡扩张外周血管,降低外周阻力,心脏负荷降低,有利于肺水肿消除;②其镇痛作用消除患者的焦虑、恐惧情绪;③降低呼吸中枢对二氧化碳的敏感性,使呼吸由浅快变深慢。

(五)不良反应

1.不良反应

不良反应有恶心、呕吐、呼吸抑制、嗜睡、眩晕、便秘、排尿困难、胆绞痛等。

2.耐受性和成瘾性

连续多次给药而产生耐受性和成瘾性,可耐受正常量的25倍而不致中毒,成瘾后一旦停药即出现戒断症状,表现为兴奋、失眠、流泪、流涕、出汗,震颤、呕吐、腹泻,甚至虚脱、意识丧失等。成瘾者为获得使用吗啡后的欣快感及避免停药后戒断症状的痛苦,常不择手段去获得吗啡,对社会造成极大的危害。

3.急性中毒

用量过大可引起急性中毒,表现为昏迷,瞳孔极度缩小如针尖、呼吸抑制、血压下降、尿量减小、体温下降,可因呼吸麻痹而死亡。抢救可采用人工呼吸、吸氧、注射吗啡拮抗剂纳洛酮等措施,必要时给予中枢兴奋药尼可刹米。

(六)用药注意事项

(1)本品属麻醉药品,必须严格按照《麻醉药品管理条例》进行管理和使用。

(2)胆绞痛、肾绞痛时须与阿托品合用,单用本品反而加剧疼痛。

(3)疼痛原因未明前慎用,以防掩盖症状,贻误诊治。

(4)禁忌证为支气管哮喘、肺心病、颅脑损伤、颅内高压、昏迷、严重肝功能不全、临产妇和哺乳期妇女等。

二、人工合成镇痛药

哌替啶又名度冷丁。

(一)作用

1.镇痛、镇静

镇痛作用为吗啡的 1/10,起效快持续时间短。镇静作用明显,可消除患者紧张,焦虑,烦躁不安等疼痛引起的情绪反应,易入睡。

2.抑制呼吸

抑制呼吸中枢,但作用弱,持续时间短。

3.兴奋平滑肌

提高胃肠道平滑肌及括约肌张力,减少推进性肠蠕动,但作用时间短,不引起便秘,也无止泻作用;兴奋胆管括约肌,甚至引起痉挛,胆管内压力增高;治疗量对支气管平滑肌无影响,大剂量引起收缩;对妊娠收缩无影响,不对抗催产素兴奋子宫的作用,用于分娩止痛不影响产程。

4.扩张血管

能扩张血管引起直立性低血压。由于呼吸抑制,使体内二氧化碳蓄积,致脑血管扩张,颅内压升高。

(二)用途

1.镇痛

哌替啶对各种疼痛有效,用于各种剧痛。

2.心源性哮喘

哌替啶可替代吗啡治疗心源性哮喘。

3.人工冬眠

哌替啶与氯丙嗪、异丙嗪组成冬眠合剂,用于人工冬眠疗法。

4.麻醉前给药

麻醉前给药可消除患者的术前紧张和恐惧感,减少麻醉药用量。

(三)不良反应和用药注意事项

(1)不良反应有眩晕、恶心、呕吐、出汗、心悸、直立性低血压等,大剂量可抑制呼吸。成瘾性久用可产生成瘾性,但较吗啡弱,仍需控制使用。

(2)剂量过大可引起呼吸抑制、震颤、肌肉痉挛、反射亢进甚至惊厥等中毒症状,解救时可配合使用抗惊厥药。

(3)胆绞痛、肾绞痛者须与阿托品等解痉药合用。

(4)新生儿对哌替啶抑制呼吸中枢作用极为敏感,故产前2～4小时内不宜使用。

(5)禁忌证与吗啡相同。

第二节　镇静药、催眠药和抗惊厥药

一、巴比妥类

(一)苯巴比妥

1.剂型规格

(1)片剂:每片15 mg,30 mg,100 mg。

(2)注射剂:每支0.1 g。

2.作用用途

本品属长效催眠药,具有镇静、催眠、抗惊厥、抗癫痫作用。与解热镇痛药合用可增加其镇痛作用,还用于麻醉前给药,也用于治疗新生儿高胆红素血症。常用本品钠盐。

3.用法用量

(1)口服:镇静、抗癫痫,每次0.015～0.03 g,每天3次。催眠,睡前服0.03～0.09 g。

(2)肌内注射(钠盐):抗惊厥,每次0.1～0.2 g,必要时4～6小时后重复1次,极量0.2～0.5 g。麻醉前给药,术前0.5～1小时,肌内注射0.1～0.2 g。

4.注意事项

不良反应可见头晕、嗜睡等,久用可产生耐受性及成瘾性,多次连用应警惕蓄积中毒。少数患者可发生变态反应。用于抗癫痫时不可突然停药,以免引起癫痫发作。肝肾功能不良者慎用。密闭避光保存。

(二)异戊巴比妥

1.剂型规格

片剂:每片 0.1 g。胶囊剂:每粒 1 g。注射剂:每支 0.1 g,0.25 g,0.5 g。

2.作用用途

本品为中效巴比妥类催眠药,作用快而持续短。临床主要用于镇静、催眠、抗惊厥,也可用于麻醉前给药。

3.用法用量

(1)口服:催眠,于睡前半小时服 0.1~0.2 g。镇静,每次 0.02~0.04 g。极量:每次 0.2 g,每天 0.6 g。

(2)静脉注射或肌内注射(钠盐):抗惊厥,每次 0.3~0.5 g。极量:每次 0.25 g,每天 0.5 g。

4.注意事项

肝功能严重减退者禁用。本品久用可产生耐受性、依赖性。老年人或体弱者使用本品可能产生兴奋、精神错乱或抑郁,注意减少剂量。注射速度过快易出现呼吸抑制及血压下降,应缓慢注射,每分钟不超过 100 mg,小儿不超过 60 mg/m²,并严密监测呼吸、脉搏、血压,有异常应立即停药。不良反应有头晕、困倦、嗜睡等。

(三)司可巴比妥

1.剂型规格

胶囊剂:每粒 0.1 g。注射剂:50 mg,100 mg。

2.作用用途

本品为短效巴比妥类催眠药,作用快,持续时间短(2~4 小时),适用于不易入睡的失眠者,也可用于抗惊厥。

3.用法用量

成人用法如下。①口服:催眠,每次 0.1 g;极量,每次 0.3 g。镇静,每次 30~50 mg,每天 3~4 次。麻醉前给药,每次 0.2~0.3 g,术前 1~2 小时服用。②肌内注射:催眠,0.1~0.2 g。③静脉注射:催眠,每次 50~250 mg。镇静,每次 1.1~

2.2 mg/kg。抗惊厥,每次 5.5 mg/kg,需要时每隔 3～4 小时重复注射,静脉注射速度不能超过 50 mg/15 s。

4.注意事项

严重肝功能不全者禁用。老年人及体弱者酌情减量。久用本品易产生耐受性、依赖性。

二、其他催眠药

(一)格鲁米特

1.剂型规格

片剂:每片 0.25 g。

2.作用用途

本品主要用于催眠,服后 30 分钟可入睡,持续 4～8 小时。对于夜间易醒和焦虑、烦躁引起的失眠效果较好,可代替巴比妥类药物,或与巴比妥类药物交替使用,可缩短快波睡眠时相(REM),久用之后停药能引起反跳,故不宜久用。还可用于麻醉前给药。

3.用法用量

口服:①催眠,每次 0.25～0.5 g。②镇静,每次 0.25 g,每天 3 次。③麻醉前给药,前一晚服 0.5 g,麻醉前 1 小时再服 0.5～1 g。

4.注意事项

有时出现恶心、头痛、皮疹等。久用能致依赖性和成瘾性。

(二)水合氯醛

1.剂型规格

溶液剂:10%溶液 10 mL。水合氯醛合剂:由水合氯醛 65 g,溴化钠 65 g,琼脂糖浆 500 mL,淀粉 20 g,枸橼酸 0.25 g,浓薄荷水 0.5 mL,蒸馏水适量共配成 1 000 mL。

2.作用用途

本品具有催眠、镇静、抗惊厥作用。多用于神经性失眠、伴有显著兴奋的精神病及破伤风痉挛、士的宁中毒等。临床主要用于催眠,特别是顽固性失眠及其他药物无效时。

3.用法用量

口服:临睡前 1 次口服 10%溶液 10 mL。以水稀释 1～2 倍后服用或服其合剂(掩盖其不良臭味和减少刺激性)。灌肠:抗惊厥,将 10%溶液 15～20 mL 稀释1～2倍后一次灌入。

4.注意事项

胃炎、消化性溃疡患者禁用,严重肝、肾功能不全及心脏病患者禁用。本品致死量在 10 g 左右,口服4～5 g 可引起急性中毒,可见到针尖样瞳孔,其他症状类似巴比妥类药物中毒。长期应用可产生依赖性和成瘾性,突然停药可出现谵妄、震颤等戒断症状。本品刺激性较大,易引起恶心,呕吐。偶见变态反应,如红斑、荨麻疹、湿疹样皮炎等,偶尔发生白细胞计数减少。

(三)咪达唑仑

1.剂型规格

片剂:每片 15 mg。注射剂:每支 5 mg(1 mL),15 mg(3 mL)。

2.作用用途

本品具有迅速镇静和催眠的作用,还具有抗焦虑、抗惊厥和肌松作用。适用于各种失眠症,特别适用于入睡困难及早醒,亦可作为术前及诊断时的诱眠用药。

3.用法用量

(1)成人:可口服、肌内注射和静脉给药。

口服:①失眠症,每晚睡前 7.5～15 mg。从低剂量开始,治疗时间为数天至 2 周。②麻醉前给药,每次 7.5～15 mg,麻醉诱导前 2 小时服。③镇静、抗惊厥,每次 7.5～15 mg。

肌内注射:术前用药,一般为 10～15 mg(0.1～0.15 mg/kg),术前 20～30 分钟给药。可单用,也可与镇痛药合用。

静脉给药:①全麻诱导,0.1～0.25 mg/kg,静脉注射。②全麻维持,分次静脉注射,剂量和给药间隔时间取决于患者当时的需要。③局部麻醉或椎管内麻醉辅助用药,0.03～0.04 mg/kg,分次静脉注射。④ICU患者镇静,先静脉注射 2～3 mg,再以 0.05 mg/(kg·h)静脉滴注维持。

(2)老年人:推荐剂量为每天 7.5 mg,每天 1 次。

(3)儿童:肌内注射,术前给药,为 0.15～0.2 mg/kg,麻醉诱导前 30 分钟给药。

4.注意事项

精神病和严重抑郁症中的失眠症患者禁用。器质性脑损伤、严重呼吸功能不全者慎用。长期持续大剂量应用易引起成瘾性。极少有遗忘现象。

(四)溴替唑仑

1.剂型规格

片剂:每片 0.25 mg。

2.作用用途

本品为短效苯二氮䓬类镇静催眠药,具有催眠、镇静、抗惊厥、肌肉松弛等作用。临床用于治疗失眠症。还可用于术前催眠。口服吸收迅速而完全,血药浓度达峰时间为 0.5～2 小时。经肝脏代谢,大部分经肾由尿排出,其余随粪便排出,半衰期为 3.6～7.9 小时。

3.用法用量

口服:①失眠症,推荐剂量为每次 0.25 mg,睡前服。②术前催眠,每次 0.5 mg。③用于失眠症,老年人推荐剂量为每次 0.125 mg,睡前服。④用于长时间飞行后调整时差,每次 0.25 mg。⑤用于倒班工作后改善睡眠,每次 0.125 mg。

4.注意事项

精神病(如抑郁症)患者、急性呼吸功能不全者、重症肌无力患者、急性闭角型青光眼患者、孕妇、哺乳期妇女、18 岁以下患者禁用。肝硬化患者慎用。可产生药物耐受性或短暂性遗忘。本品可使高血压患者血压下降,使用时应注意。用药期间不宜驾驶车辆或操作机器。

(五)佐匹克隆

1.剂型规格

片剂:每片 7.5 mg。

2.作用用途

本品为环吡咯酮类催眠药,具有很强的催眠和抗焦虑作用,并有肌松和抗惊厥作用。其作用迅速,能缩短入睡时间,延长睡眠时间,减少夜间觉醒和早醒次数。临床主要用于失眠症及麻醉前给药。

3.用法用量

口服:每次 7.5 mg,临睡前服,连服 21 天。肝功能不全者、年龄超过 70 岁者每次 3.75 mg。手术前服7.5～10 mg。

4.注意事项

15 岁以下儿童、孕妇、哺乳期妇女、对本品过敏者禁用。肌无力,肝功能、肾功能、呼吸功能不全者慎用。驾驶员、高空作业人员、机械操作人员禁用。偶见嗜睡、口苦等,少数可出现便秘、倦怠、头晕等。

第三节 抗帕金森病药

帕金森病又称震颤麻痹,是锥体外系功能紊乱引起的中枢神经系统疾病,其主要临床表现为静止性震颤、肌强直、运动迟缓及姿势步态异常等,多见于中老年人,65岁以上人群患病率为1 000/10万。黑质中的多巴胺能神经元上行纤维到达纹状体,其末梢释放多巴胺,为抑制性递质,对脊髓前角运动神经元起抑制作用;同时纹状体中存在有胆碱能神经元,其末梢释放乙酰胆碱,为兴奋性递质,对脊髓前角运动神经元起兴奋作用。生理状态下,多巴胺和乙酰胆碱两种神经相互制约,处于动态平衡状态,共同调节机体的运动功能。当中枢神经系统黑质多巴胺能神经元受损变性,引起黑质-纹状体通路中的多巴胺能神经功能减弱,纹状体多巴胺含量显著降低,造成胆碱能神经功能相对亢进,引起帕金森病(图1-1)。

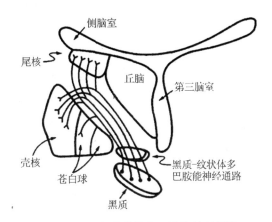

图1-1 黑质-纹状体多巴胺能神经通路

抗帕金森病药分为中枢拟多巴胺药和中枢抗胆碱药两类。

一、中枢拟多巴胺药

(一)补充中枢递质药

其中以左旋多巴为主。

左旋多巴又称L-多巴,为酪氨酸的羟化物。因多巴胺不能透过血-脑屏障,故选用其前体物质。

1.体内过程

口服在小肠迅速吸收,12 小时血药浓度达高峰,半衰期为 13 小时,吸收后首次通过肝脏大部分被脱羧转化为多巴胺,而多巴胺不易透过血-脑屏障。临床用药过程中,实际进入脑内的左旋多巴不足用量的 1%。如同时给予脱羧酶抑制剂(如卡比多巴),可减少在外周的脱羧,使进入脑组织的左旋多巴量明显增多,以减少用量,并降低外周的不良反应。维生素 B_6 是脱羧酶的辅基,可促进左旋多巴在外周脱羧,降低疗效。

2.作用和临床应用

(1)抗帕金森病:进入中枢的左旋多巴在脑内多巴脱羧酶的作用下,转化为多巴胺,直接补充纹状体内多巴胺递质的不足,从而增强多巴胺能神经的功能,缓解帕金森病症状。临床用于治疗各种类型帕金森病。其作用特点:①对轻症、年轻和治疗初期的患者疗效好,而对重症、年老体弱的患者疗效差。②显效慢,用药后 2~3 周才能改善症状,1~6 个月才能获得稳定疗效。③用药早期效果好,随着治疗时间的延长,疗效逐渐下降。④服药后,先改善肌强直及运动障碍,后缓解肌震颤,但对后者作用差。⑤对氯丙嗪等抗精神病药引起的帕金森病无效。

(2)改善肝昏迷:肝功能衰竭时,体内芳香氨基酸的代谢产物苯乙胺与酪胺难以迅速被氧化解毒,进入脑内后代谢生成为胺类伪递质而干扰去甲肾上腺素的正常作用,导致中枢神经信息传导障碍。左旋多巴为多巴胺和去甲肾上腺素的前体物质,用药后通过补充脑内多巴胺与去甲肾上腺素以恢复神经系统功能,从而使肝昏迷患者意识苏醒,但无改善肝功能作用。

3.不良反应和用药监护

不良反应主要是体内左旋多巴脱羧产物多巴胺引起的外周反应和部分中枢反应所致。

(1)胃肠道反应:治疗初期 80%患者出现厌食、恶心、呕吐等,主要是左旋多巴在外周和中枢脱羧成多巴胺,分别直接刺激胃肠道和兴奋延髓。呕吐中药多潘立酮是消除恶心、呕吐的有效药。

(2)心血管反应:表现有直立性低血压、心律失常,尤其是老年患者易发生。与外周脱羧酶抑制剂合用可减轻。心脏病、心律失常患者禁用。

(3)长期用药反应:①长期用药可出现不自主的异常动作,表现为咬牙、吐舌、点头、舞蹈样动作等。②长期用药的患者出现"开-关"现象,即患者突然多动不安(开),而后又出现肌强直、运动不能(关),这两种现象可交替出现。一旦产生,则应减量或停用,7～10天再从小剂量开始服用。③出现精神错乱,有逼真的梦幻、幻想、幻视等,也可有抑郁等精神症状。

(二)脱羧酶抑制药

其中以卡比多巴和苄丝肼为主。

卡比多巴又名 α-甲基多巴肼、洛得新。苄丝肼又名羟苄丝肼、色丝肼。

1.作用和临床应用

两药均是脱羧酶的抑制剂,具有较强的抑制外周脱羧酶活性,与左旋多巴合用可明显减少左旋多巴在外周的脱羧作用,使进入脑内的左旋多巴增加,提高治疗帕金森病的疗效。同时,配伍用药还可减少左旋多巴的用量,明显减少其外周不良反应。

左旋多巴的复方制剂帕金宁(左旋多巴与卡比多巴混合比为 10∶1)、美多巴(左旋多巴与苄丝肼混合比为 4∶1)是治疗帕金森病的首选药。

2.不良反应和用药监护

在治疗剂量时不良反应较少见。使用时注意剂量个体化,应逐渐增加剂量至患者的病情有显著改善而无明显不良反应为宜。

(三)多巴胺受体激动药

其中以溴隐亭和培高利特为主。

溴隐亭又名溴麦角亭、溴麦亭,为半合成麦角生物碱。培高利特又名硫丙麦角林。

1.作用和临床应用

两药均能选择性激动黑质-纹状体通路的 D_2 受体,缓解帕金森病患者的肌肉强直和运动障碍,但对改善肌肉震颤疗效差。激动垂体部位的 D_2 受体,可抑制催乳素和生长激素分泌。

临床主要用于不能耐受左旋多巴治疗或用其他药物疗效不佳的帕金森病患者。其抑制催乳素及生长素的分泌,可用于退乳及治疗催乳素分泌过多症和肢端肥大症。

2.不良反应和用药监护

不良反应与左旋多巴相似,有恶心、呕吐、直立性低血压、运动困难和精神症状等,尤其精神症状多见。长期用药偶有肢端红痛和肺纤维化,一旦出现应立即停药。有精神病史者、心肌梗死患者禁用,末梢血管疾病、消化性溃疡患者慎用。

(四)促多巴胺释放药

其中,以金刚烷胺为主。金刚烷胺又名金刚胺。

1.作用和临床应用

主要是通过促进帕金森病患者脑中黑质-纹状体内残余多巴胺能神经递质的释放,表现为多巴胺受体激动药的作用,产生抗帕金森病效果。同时,也具有抑制激动多巴胺受体、较弱的中枢抗胆碱作用。对帕金森病的肌肉强的缓解作用较强,疗效虽不及左旋多巴,但优于抗胆碱药。与左旋多巴合用,能相互补充不足,产生协同作用。

临床主要用于不能耐受左旋多巴的患者。

2.不良反应和用药监护

常见有眩晕、嗜睡、言语不清、运动失调、恶心、呕吐、便秘和口干等。一天用量如超过300 mg或与抗胆碱药合用,不良反应明显增强,严重者可致精神错乱和惊厥。长期用药常见下肢网状青斑、踝部水肿等。有癫痫病史、心力衰竭、肾功能不全患者及孕妇禁用。

二、中枢抗胆碱药

以苯海索为主。苯海索又名安坦。

(一)作用和临床应用

通过选择性阻断中枢神经系统纹状体内胆碱受体,降低胆碱能神经功能,恢复胆碱能神经与多巴胺能神经的功能平衡,从而改善帕金森病患者的肌肉强直、运动障碍及肌震颤症状,疗效不及左旋多巴和金刚烷胺。其外周抗胆碱作用较弱,仅为阿托品的 1/10～1/3。

临床主要用于轻症或不能耐受左旋多巴的患者及抗精神病药引起的帕金森综合征。也可用于脑炎或动脉硬化引起的帕金森病,可有效改善流涎、震颤等症状。

(二)不良反应和用药监护

有类似阿托品样不良反应,表现为口干、便秘、尿潴留、瞳孔散大和视力模糊等。前列腺肥大、幽门梗阻和青光眼患者禁用。

(三)制剂和用法

1.左旋多巴

片剂 50 mg。口服,抗帕金森病,开始每次 0.1～0.25 g,1 天 2～4 次,每隔 2～4 天递增0.25～0.75 g,直至疗效显著而不良反应不明显为止。一般,有效量为 1 天 2～5 g,最大日用量不超过 8 g。与外周多巴脱羧酶抑制剂同用,每天 0.6 g,最大日用量不超过2 g。治疗肝性脑病,每次 0.5~1 g,口服或鼻饲,1 天 2~4 次或 5 g,保留灌肠;或每次 0.2~0.6 g 加入 5%葡萄糖注射液 500 mL 内,缓慢滴入,清醒后减量至1 天0.2 g。

2.复方卡比多巴

片剂,开始治疗时以小剂量为妥,1 天 3 次。间隔 2~3 天,增加 0.5~1 片,每天剂量卡比多巴不超过 75 mg,左旋多巴不超过 750 mg。

3.美多巴

片剂,开始服用时,本品 25 mg,左旋多巴 100 mg,1 天 3 次。每天剂量美多巴不超过250 mg,左旋多巴不超过 1 000 mg。

4.溴隐亭

片剂,2.5 mg。口服,开始每次 1.25 mg,1 天 2 次,在 2~4 周内每天增加 2.5 mg,渐增至 1 天20 mg,以找到最佳疗效的最小剂量。

5.金刚烷胺

片剂或胶囊剂,100 mg。口服,每次 100 mg,1 天 2 次,早晚各 1 次。极量为一次 400 mg。

6.盐酸苯海索

片剂,2 mg。口服,抗帕金森病,开始每次 1~2 mg,1 天 3 次,逐渐递增,1 天不超过 20 mg。抗精神病药引起的帕金森综合征,开始 1 天 1 mg,逐渐递增至 1 天 5~10 mg,1 天 3 次。

第二章 心血管科常用药

第一节 β受体阻滞剂

肾上腺素β受体阻滞剂的出现是近代药理学的一项重大进展,是药理学发展的典范。自第一代β受体阻滞剂——普萘洛尔问世以来,新的β受体阻滞剂不断涌现,加速了受体学说的深入发展,目前β受体阻滞剂治疗指征已扩大到多种脏器系统疾病,近年来又有重要进展。

β受体阻滞剂属抗肾上腺素药,能选择性地与肾上腺素受体中的β受体相结合,从而妨碍去甲肾上腺素能神经递质或外源性拟肾上腺素药与β受体结合,产生抗肾上腺素作用。根据β受体的药理特征可将其分为选择性和非选择性两类,部分β受体阻滞剂具有内源性拟交感活性。

一、β受体阻滞剂的药理作用及应用

(一)药理作用

1.受体选择性

受体选择性也称心脏选择性作用。β受体分布于全身脏器血管系统,中枢β受体兴奋时,心率加快,肾交感神经冲动增加,尿钠减少;突触前膜β受体兴奋时,可使血压升高。突触后膜β受体包括心脏β受体和血管β受体。肠道、心房和心室以β_1受体为主,左心室的β_2受体占全部β受体的1/4;心脏β受体兴奋时,使心率加快,心肌收缩力增强;肠道β_1受体兴奋时,肠道松弛。血管床、支气管、子宫和胰岛等部位的β受体,以β_2受体为主,当β_2受体兴奋时,支气管和血管床扩张,子宫松弛,胰岛素分泌增加。β受体经典地被分为心肌内的β_1受体和支气管及血管平滑肌上的β_2受体,目前对某些β受体尚难分类。近年来研究表明,

β_2受体与腺苷酸环化酶的偶联效率高于β_1受体,但由于β_1在数目上比β_2高4倍,且最重要的心脏神经递质-去甲肾上腺素与β_1的亲和力是β_2受体的$30\sim50$倍,因此调节正常心肌收缩力的主要受体是β_1受体。位于细胞膜上的β受体是腺苷酸环化酶系统的一部分。它们与鸟苷酸调节蛋白(G),共同组成腺苷酸环化酶系统(RGC复合体:受体-G蛋白-腺苷酸环化酶)。动物离体心房和离体气管试验表明普拉洛尔、阿替洛尔、美托洛尔等对心房肌的效应比对气管平滑肌的效应强$10\sim100$倍,故它们为选择性β_1受体阻断剂。非选择性β受体阻滞剂如普萘洛尔对不同部位的β_1、β_2受体的作用无选择性,故称之为非选择性β受体阻滞剂。它还可以增强胰岛素的降血糖和延缓血糖的恢复,并可致外周血管痉挛。这些不良反应都与β_2受体阻断有关;而β_1受体选择性阻断却不同,例如,阿替洛尔没有增强胰岛素降血糖和延缓血糖恢复的作用,普拉洛尔的肢端动脉痉挛反应较普萘洛尔为少。

2.内源性拟交感神经活性(ISA)

ISA指其部分激动肾上腺素能受体的能力。在交感神经张力很低的情况下,某些β受体阻滞剂,如氧烯洛尔、吲哚洛尔、醋丁洛尔等具有部分内源性交感神经激动活性。其激动过程缓慢而弱,远低于纯激动剂,如吲哚洛尔的部分激动作用足以抗衡静息时阻断交感神经冲动所引起的心脏抑制作用,而在运动时交感神经活动增加,β阻断作用表现得较强,于是ISA就显示不出来。

3.膜稳定作用

一些β受体阻滞剂具有局部麻醉作用。例如,普萘洛尔、醋丁洛尔等,在电生理研究中表现为奎尼丁样稳定心肌细胞电位作用,即膜稳定效应;表现为抑制细胞膜上钠离子运转,降低O相上升速度,而对静息电位和动作电位时间无影响。膜稳定作用与β受体阻滞剂作用及治疗作用无关,其主要临床意义仅在于局部滴眼用以治疗青光眼时,局部麻醉作用成为不良反应。因此,不具膜稳定作用β受体阻断较强的噻吗洛尔就成为适宜的治疗青光眼的滴眼剂。

β受体阻滞剂的分类方法很多,国内多采用杨藻宸的受体亚型的选择性和ISA为纲的分类方法。近年,许多学者根据药物对受体的阻断部位而分为3代β受体阻滞剂,例如,β受体无选择性为第一代,β_1受体选择阻断剂为第二代,β_1受体$+\alpha_1$或α_2受体阻断剂为第三代。这种分类方法已被广大临床医师所接受。

(二)临床应用

各种β受体阻滞剂的药效学和药代动力学彼此不同,作用机制大致相似。目前,对β受体阻滞剂的研究旨在寻找不良反应少,特别是对脂质代谢无不良影

15

响的高效品种,寻找对心脏有选择性、兼有 α 受体阻断活性和直接扩张血管作用的 β 受体阻滞剂,以及半衰期短的超短效品种。

β 受体阻滞剂可用于治疗下列疾病。

1.心律失常

β 受体阻滞剂抗心律失常机制,主要是通过阻断儿茶酚胺对心脏 β 受体介导的肾上腺素能作用,从而延长房室结不应期;其次是阻断细胞钙离子内流,此与 β 受体阻断效应无关。β 受体阻滞剂既有轻度镇静作用,又可阻断儿茶酚胺的心脏效应。具有膜稳定作用的 β 受体阻滞剂,比具有 ISA 者更有优越性,因为后者对 β 受体的内在轻度兴奋作用不利于室性心律失常的控制。现已证明,β 受体阻滞剂对于因运动而增加的或由运动引起的室性期前收缩,具有显著的抑制作用。长程普萘洛尔或美托洛尔治疗,可预防急性心肌梗死后 3 个月内室性期前收缩次数及其复杂心律失常的发生率,并可抑制短阵室性心动过速复发,使梗死后1 年内死亡率降低 25%。而 β 受体阻滞剂对溶栓再灌注早期心律失常未见明显效果,但不排除降低再通后心室颤动发生的可能性。β 受体阻滞剂还可用于治疗窦性心动过速、快速性室上性心动过速(包括心房颤动、心房扑动)。

2.心绞痛

β 受体阻滞剂在治疗心绞痛时欲达到临床满意的效果,用量必须足以产生明显的 β 受体阻断效应。一般而论,β 受体阻滞剂抗心绞痛作用是通过减慢心率、降低血压及抑制心肌收缩力,从而降低心肌需氧量而实现的。所有 β 受体阻滞剂治疗心绞痛的疗效可能是同等的,因此对没有其他疾病的患者选用何种药物亦不重要。理论上,β 受体阻滞剂对变异型心绞痛不利,这是因为它使 α 受体的生物活性不受拮抗,导致血管收缩。心外膜大的冠脉内 α 受体数量多于 β 受体,用药后由于 β 受体抑制,而 α 受体相对活跃,使得冠状动脉痉挛。

3.心肌梗死

目前,临床越来越趋向将 β 受体阻滞剂用于急性心肌梗死的早期;特别是采用静脉给药的方法,β 受体阻滞剂可能降低心室颤动的危险性,也可能使梗死面积不同程度地缩小,长程治疗可明显减少猝死,降低死亡率。β 受体阻滞剂通过降低心率、心肌收缩力和血压而减少心肌耗氧量,还通过降低缺血心脏儿茶酚胺水平,促使冠脉血流发生有利的再分布。据文献报道,早期(胸痛开始 4～12 小时内)静脉注射,继以改口服,可降低磷酸激酶峰值。普萘洛尔、普拉洛尔和美托洛尔可改善心肌细胞的缺血损伤、减轻 ST 段抬高,阿替洛尔可保护 R 波,普萘洛尔和噻吗洛尔可减少 Q 波的发生,缩小梗死面积。

4.高血压

β受体阻滞剂被广泛用作降压药,单独应用时降压效果同利尿剂,但降压的确切机制至今仍然不是十分明确,可能是早期抑制肾素释放及其活性,以减少心排血量。对于高肾素型高血压,特别是β受体功能较强的年轻高肾素型患者,疗效较佳。有血管扩张作用的β受体阻滞剂可降低全身血管阻力,如具有 ISA 效应的β受体阻滞剂。无血管扩张作用的常规β受体阻滞剂后期使血管阻力下降,其作用部位可能是抑制突触前膜的β受体。对心动过缓、肢体血管病变或老年人更为适宜。另一方面,在高血压合并心绞痛时,减慢心率者似乎更为可取。此外,长期使用β受体阻滞剂治疗高血压病可降低高血压患者的心血管病事件的发生率。

研究显示高血压病患者外周血淋巴细胞β受体密度较正常人明显增加,但受体亲和力不变(外周淋巴细胞β受体密度与心肌细胞β受体密度呈显著正相关,两者均受内源性儿茶酚胺的动态调节)。

研究观察到,Ⅰ、Ⅱ期高血压病患者β受体密度明显上调(30.8%与56.7%),对羟甲叔丁肾上腺素的敏感性显著增加(较对照组分别下降 20.7%与 37.9%),其中并发左心室肥厚者上述 2 项指标均明显高于无左心室肥厚者。提示心肌β受体密度及功能的变化可能与高血压及其并发左心室肥厚有关。在高血压适应性初期阶段,循环内分泌系统(交感神经-儿茶酚胺系统与肾素-血管紧张素系统)的活化启动了一系列临床型病理生理过程。Lands 报道,原发性高血压(EH)患者心血管系统代偿阶段心肌β受体密度的上调与血浆肾上腺素及去甲肾上腺素浓度增加有关。心肌肥厚的实验显示血管紧张素转化酶抑制剂(ACEI)的 mRNA 转录,加速 Ang Ⅱ合成,通过三磷酸肌醇(IP)和二酯酰甘油(DAG)激活蛋白激酶 C,促使转录因子蛋白磷酸化并与 DNA 相互作用。导致心肌蛋白与受体合成增加;心肌受体数目增加,循环内分泌中靶激素的心血管细胞生物活化作用随之增强,通过增加细胞内 cAMP 与蛋白激酶 A 含量,激活转录因子蛋白而参与心肌肥厚的病理过程。

Ⅲ期 EH 患者β受体密度明显下调,敏感性显著降低。Stiles 等发现,随着循环内分泌的持续激活,心肌β受体可能对靶激素或对 cAMP 及蛋白激酶 A 发生同源或异源脱敏,导致其数目减少,敏感性降低。Katz 提出,超负荷状态下心肌蛋白基因表达异常,也可引起心肌细胞寿命缩短,质量降低。Lejemtel 等则认为,心肌细胞生化异常与能量耗竭是导致心肌受体数目减少、功能减退的主要原因。

这些研究结果为临床上使用β受体阻滞剂治疗高血压病提供了理论依据。β受体阻滞剂降压机制如下。

(1)心排血量降低:服用非内源性拟交感的β受体阻滞剂后,心排血量降低15%,周围血管自行调节使末梢血管阻力降低,血压下降。使用内源性拟交感作用的β受体阻滞剂后,心排血量仅轻度降低,但长期服药治疗可使末梢血管阻力明显降低,血压下降。

(2)肾素分泌受抑制:β受体阻滞剂可使肾素释放减少60%,血管紧张素Ⅱ及醛固酮分泌减少,去甲肾上腺素分泌受抑制。其中,醛固酮的分泌受抑制可能是主要降压机制。

(3)中枢性降压作用:脂溶性β受体阻滞剂容易通过血-脑屏障,刺激中枢α肾上腺素能受体,局部释放去甲肾上腺素,使交感神经张力降低,血压下降。

(4)拮抗突触前膜β受体:突触前膜β_2受体被阻滞后,去甲肾上腺素释放受抑制;但选择性β_1受体阻断剂无此作用。

(5)其他:普萘洛尔的降压效果能被吲哚美辛所抑制,故其降压作用可能与前列腺素分泌有关。

5.心肌病

(1)肥厚型心肌病:β受体阻滞剂可减轻肥厚心肌的收缩,改善左心室功能,减轻流出道梗阻程度,减慢心率,从而增加心搏出量,改善呼吸困难、心悸和心绞痛症状。目前,普萘洛尔仍为标准治疗药物,大剂量普萘洛尔(平均每天 462 mg)被认为可减少室性心律失常。较低剂量的β受体阻滞剂(平均每天 280 mg 的普萘洛尔或相当剂量的其他β受体阻滞剂),对心律失常无效。对可能发生猝死的患者,可能需用其他抗心律失常药物。

(2)扩张型心肌病:近年来研究表明,长期服用β受体阻滞剂对某些扩张型心肌病患者有效,能够逆转心力衰竭及提高远期生存率。Swedberg 讨论了扩张型心肌病β受体阻滞剂应用的经验,认为传统的洋地黄和利尿剂治疗基础上加用β受体阻滞剂可以改善扩张型心肌病患者的临床症状,提高心肌功能和改善预后。详细机制不明,这可能与其心肌保护作用有关。而 Yamada 认为,心肌纤维化的程度和类型可能是判断β受体阻滞剂治疗扩张型心肌病是否有效的重要预测指标。

6.慢性心力衰竭

20 世纪以来,心力衰竭的治疗决策经历了 4 个不同的阶段,尤其 20 世纪 80 年代以来β受体阻滞剂用于治疗心力衰竭,提高了心力衰竭患者远期生存率,降低了病死率。研究证明,心力衰竭不仅是血流动力学的紊乱,而且是神经介质系统的紊乱,心脏和血管的多种激素系统被激活,如交感神经系统、肾素-血管紧张素-醛固酮系统、心钠素及血管升压素,故用正性肌力药物有时会有害无利,加重心肌缺氧缺血而使心力衰竭恶化。

在心力衰竭病理状态下,β_1 受体减少,这时 β_2 受体密度不变或变化不明显;此时,β_2 受体可能发挥重要的代偿作用。使用 RT-PCR 技术研究证明,心力衰竭时,左心室 β_2 受体 mRNA 水平无变化,β_1 受体 mRNA 水平下降,且下降程度和心力衰竭的严重程度呈正相关。研究还证明,β_1 受体 RNA 水平的下降和受体蛋白的下降密切相关,说明 β 受体改变主要是其 mRNA 水平变化引起的 β 受体的改变,通过 G 蛋白(GS)下降——腺苷酸环化酶活性下降的道路,使水解蛋白激酶不激活或少激活,从而减弱正性肌力作用。

激动剂与受体结合引起信号传导与产生生物效应的同时,往往会发生对激动剂敏感性下降。这种负反馈机制在精确调节受体及自我保护中具有重要意义。β 受体对激动剂的反应敏感性降低,心肌收缩力减弱,这种改变叫 β 受体减敏。β 受体对儿茶酚胺的减敏,可维持应激情况下心肌细胞活力,减轻高浓度去甲肾上腺素引起钙超载后对心肌的损伤。但心力储备能力因此下降,使心力衰竭进一步恶化。

导致 β 受体敏感性下调的原因有两种:①受体数量下调;②受体功能受损。

受体数量下降发生较慢,常发生在激动剂刺激数小时到数天,一般 24 小时后才能达到高峰。引起 β 受体数量下降的主要原因有:①受体生成减少减慢,系因基因转录成 mRNA 减少,且受体 mRNA 的半衰期也缩短,导致合成减少;②受体降解增多增快。至于为什么只有 β_1 受体 mRNA 水平下降,而 β_2 受体改变不明显,这主要是由于在对内源性激动剂的亲和力方面,β_1 受体对肾上腺素的亲和力远远小于对去甲肾上腺素的亲和力,而 β_2 受体则相反。心力衰竭时,交感神经兴奋,β_1 受体受到交感神经末梢释放的去甲肾上腺素的强烈刺激,使 β_1 受体数目显著减少,而 β_2 受体仅受到血循环中肾上腺素的轻微刺激,数目减少不明显,故仅表现为轻微功能受损。β 受体功能受损主要因为与 G 蛋白分离,使受体快速减敏,通过这种机制可使受体功能下降70%。另一种途径是通过蛋白激酶 A 使受体磷酸化,从而直接引起受体脱联与减敏。在受体快速减敏中上述二种酶的活性作用各占 60% 和 40%。

β_1 受体数量下降和功能抑制,导致 β 受体反应性下降,尽管这种下降会保护心肌避免过度刺激,但同时会使心脏对活动的耐受性降低,使心力衰竭进一步恶化。

据此提出心力衰竭用β受体阻滞剂治疗的理论:①上调心肌细胞膜的β受体数目,增加对儿茶酚胺的敏感性。Heilbram 报告 14 例原发性心肌病并重度心力衰竭患者,使用美托洛尔治疗6个月后β受体上调到 105%,对β受体激动剂的反应性明显提高,使心肌收缩力加强。②降低肾素、血管紧张素Ⅱ和儿茶酚胺的水平。③增加心肌修复中的能量,防止心肌细胞内 Ca^{2+} 超负荷。④改善心肌舒张期弛张、充盈和顺应性。⑤抗缺血和抗心律失常作用。还可能有通过部分交感神经作用调节免疫功能。近年来许多学者认为,β受体阻滞剂,特别是具有额外心脏作用的第三代β受体阻滞剂,如卡维地洛、拉贝洛尔等,可能使心力衰竭的患者血流动力学和左心室功能改善。卡维地洛治疗心力衰竭的机制除了与β受体阻滞剂应有关以外,还与其 α 阻断剂效应及抗氧化作用和保护心肌作用有关。目前,至少已有 20 个较大系列临床试验证明,β受体阻滞剂治疗慢性充血性心力衰竭可降低病死率、延长患者寿命、改善患者生活质量、减少住院率。临床上经常使用的β受体阻滞剂有康克、倍他乐克和卡维地洛等。β受体阻滞剂适用于缺血性和非缺血性心力衰竭患者,但 NYHA Ⅳ级严重心力衰竭患者暂不适用于本品,应待心功能达Ⅱ、Ⅲ级后再加用本品。使用时,应自小剂量开始(如康可 1.25 mg/d,倍他乐克每次 6.25 mg),逐渐增加剂量(每 1～2 周增加 1 次剂量),发挥最好疗效时需 3 个月,故短期内无效者不宜轻易停药。若用药过程中病情恶化则可减量或暂停β受体阻滞剂,待心功能好转后,再恢复用药。现主张,慢性心力衰竭患者应坚持长期甚至终身服用β受体阻滞剂,洋地黄、利尿剂、ACEI 及β受体阻滞剂是目前治疗慢性充血性心力衰竭的常规四联疗法。

β受体阻滞剂治疗心力衰竭的作用机制:①减慢心室率;②减少心肌耗氧和左心室做功;③使循环中儿茶酚胺浓度不致过度升高,并能对抗其毒性作用;④有一定抗心律失常作用;⑤膜稳定作用;⑥上调心肌β肾上腺素能受体,使受体密度及反应性增加。

β受体阻滞剂治疗收缩性和舒张性心力衰竭均有一定疗效,可试用于下列疾病:①瓣膜性心脏病,特别是合并心室率明显增快者;②冠心病或急、慢性心肌梗死合并轻中度心功能不全者;③原发性心肌病,包括扩张型、肥厚型和限制型;④高血压性心脏病;⑤甲状腺功能亢进性心脏病等。

合并下列疾病者不宜使用:①支气管哮喘;②明显的心动过缓;③慢性阻塞性肺疾病;④周围血管疾病;⑤心功能Ⅳ级症状极严重者。

1999 年 8 月在巴塞罗那召开的第 21 届欧洲心脏病学会会议及 1999 年 6 月

在瑞典哥登伯格举行的欧洲心脏病学会心力衰竭组第三届国际会议上,均充分肯定了β受体阻滞剂治疗充血性心力衰竭的疗效。会议主要围绕以下几个问题进行了讨论。

(1)β受体阻滞剂治疗心力衰竭的疗效。与对照组相比,β受体阻滞剂治疗组:①全因死亡率降低34%;②猝死率下降44%;③全因住院率下降20%;④因心力衰竭恶化住院下降36%。

(2)β受体阻滞剂治疗心力衰竭的适应证:①各种原因(包括缺血性和非缺血性)引起的充血性心力衰竭;②无年龄限制(各种年龄组,最高年龄达80岁);③无性别差异;④不论是否合并糖尿病或高脂血症;⑤各种级别的心功能(NYHA分级),但严重的Ⅳ级心功能患者除外。

(3)作用机制:①对抗交感神经及儿茶酚胺类物质的不良作用;②减慢心率作用;③减轻心肌缺血;④抗心律失常作用,尤其是减少猝死的发生率;⑤心肌保护作用;⑥降低肾素分泌;⑦改善外周阻力。

(4)用药方法:在具体用药过程中应注意以下几点。①首先使用洋地黄、利尿剂和/或ACEI作为基础治疗,待患者症状及体征改善后,再使用β受体阻滞剂;②β受体阻滞剂应从小剂量开始用药,如康可1.25 mg/d,倍他乐克每次6.25 mg,阿替洛尔每次6.25 mg,逐渐增加剂量。经过15周加大至最大剂量,如康可10 mg/d,倍他乐克每次25～50 mg;③β受体阻滞剂治疗心力衰竭发挥疗效较慢,常需3～6个月,故短时期内无效或病情轻微加重时,不宜贸然停药;④部分心力衰竭患者用药过程中,病情明显加重,此时应减量β受体阻滞剂或停药,待心力衰竭症状改善后再使用β受体阻滞剂;⑤β受体阻滞剂需长期甚至终身服用;⑥β受体阻滞剂与ACEI均可降低心力衰竭患者的死亡率,但β受体阻滞剂优于ACEI;若两药合并则优于单用任一药物,故两药合用疗效更好。

值得注意的是,一种无内源性拟交感活性的非选择性β受体阻滞剂——卡维地洛,近年来在心力衰竭的治疗中倍受重视。目前,至少已有4组临床试验都在使用洋地黄、ACEI和利尿剂的基础上加用卡维地尔,剂量为3.125～6.25 mg,每天2次开始,逐渐加量至25～50 mg,每天2次,6～12个月,结果卡维地尔组死亡危险性较对照组降低65%,住院危险性降低27%,显示了良好的临床效果。卡维地尔治疗充血性心力衰竭的主要机制:①β受体阻断作用;②α受体阻断作用;③抗氧化作用。卡维地尔主要适用于慢性充血性心力衰竭NYHAⅡ～Ⅲ级患者;忌用于严重或需住院治疗的心力衰竭患者,高度房室传导阻滞、严重心动过缓者,休克患者,哮喘患者,慢性阻塞性肺病患者,肝功能减退患者。目前认为,使用卡维地尔治疗充血性心力衰竭应在使用洋地黄、利尿剂和 ACEI 基础上进行,剂量大小应以患者能耐受为准。卡维地尔不宜与硝苯地平合用,以防引起血压突然下降;卡维地尔还能掩盖低血糖症状,故糖尿病患者使用卡维地尔应监测血糖。

7.其他心脏病

(1)二尖瓣狭窄并心动过速:β受体阻滞剂在休息及活动时都使心率减慢,从而使舒张期充盈时间延长,改善工作耐量。但合并心房颤动的患者,有时需加用地高辛来控制心室率。

(2)二尖瓣脱垂综合征:β受体阻滞剂已成为治疗此病伴随的室性心律失常的特效药。

(3)夹层动脉瘤:夹层动脉瘤高度紧急状态时,静脉注射β受体阻滞剂,可降低高儿茶酚胺状态、降低血压、减慢心率,阻止夹层扩展,减少临床死亡率。

(4)法洛四联症:应用普萘洛尔,每天 2 次,每次 2 mg/kg,往往可有效地控制发绀的发作,可能是抑制了右心室的收缩力。

(5)Q-T 间期延长综合征:神经节间失调是 Q-T 间期延长的重要原因,而普萘洛尔预防性治疗可使病死率由 71% 降至 6%,通常应从小剂量开始,无效时逐渐加量,直至有效或不能耐受。

8.非心脏作用

(1)甲状腺毒症:β受体阻滞剂与抗甲状腺药物或放射性碘合用或单独应用,可作为手术前的重要用药。β受体阻滞剂已成为手术前治疗甲状腺毒症的常用药物。因它能控制心动过速、心悸、震颤和神经紧张,减轻甲状腺内的多血管性,故有利于手术治疗。

(2)偏头痛:偏头痛的机制目前尚不清楚,原发性血小板、5-HT 异常学说在偏头痛理论中占据重要位置,广谱的β受体阻滞剂普萘洛尔作为偏头痛防治的一代药已使用多年。而血小板膜表面是 β_2 受体,故近年又有学者提出用 β_2 受体阻断剂和美托洛尔 β_1 受体阻断剂治疗偏头痛同样收到良好的临床效果。

(3)门静脉高压及食管静脉曲张出血:是肝硬化患者的重要死亡原因之一,死亡率高达28%~80%。既往曾应用普萘洛尔治疗以降低门静脉压力,减少食道静脉曲张再次破裂出血的危险性,但有一定的不良反应,例如可使血氨增高,诱发或加重肝性脑病。近年,临床使用纳多洛尔治疗效果较普萘洛尔好,不良反应少。

9.抗精神病作用

β受体阻滞剂能与去甲肾上腺素或拟交感药物竞争β受体,可抑制交感神经兴奋引起的脂肪和糖原分解,从而能促进胰岛素降血糖的作用。普萘洛尔脂溶性高,故易通过血-脑屏障,因而在中枢能发挥β受体阻断作用,它不仅作用于突触后膜,亦可作用于突触前膜的β受体,故可减少中枢神经系统去甲肾上腺素的释放。

(1)配合胰岛素治疗精神病:可减少精神患者的心动过速、多汗、焦虑、躁动不安、震颤和癫痫样发作等症状。

(2)躁狂性精神病的冲动行为:普萘洛尔可使行为障碍明显减轻,因而可试用于难治性精神分裂症的患者,与氯丙嗪有协同作用。

(3)慢性焦虑症:患者不但伴有自主神经功能紊乱的精神症状,而且往往伴有明显的躯体症状,两者可相互促进构成恶性循环。普萘洛尔对缓解躯体症状如肌紧张、心律失常、震颤及精神症状,如易怒、伤感和恐惧等均有一定效果。

(4)震颤综合征:普萘洛尔对各种震颤均有治疗效果,包括药源性震颤(尤其是锂盐和异丙肾上腺素所致的震颤)、静止性震颤、老年性及家族性震颤,脑外伤及酒精中毒戒断后震颤。

(5)可卡因吸收过量:可卡因是表面麻醉剂,吸收过量主要表现为心血管及精神方面的症状,普萘洛尔可起到挽救患者生命的作用。

10.蛛网膜下腔出血

在蛛网膜下腔出血早期,经普萘洛尔治疗长期随访显示有益的疗效,近几年钙离子通道阻滞剂有取代β受体阻滞剂的趋势。

11.青光眼

青光眼表现为眼内压增高,视神经萎缩,视盘变化及视野丧失。对原发性开角型青光眼及高眼压症,静脉注射β受体阻滞剂或滴眼可降低眼内压,但滴眼作用更明显。目前临床常用药物有噻吗洛尔、倍他洛尔和左布洛尔等。

二、β受体阻滞剂的不良反应

(一)心功能不全

心功能不全初期,交感神经兴奋以维持心排血量,但与此同时,也开始了神经内分泌激素等对心肌的损害过程;因此当心功能不全时,须首先用正性肌力的药物或利尿剂、扩血管药初步纠正心功能不全后尽早使用β受体阻滞剂;如心功能不全严重,则慎用β受体阻滞剂;当心功能为 NYHAⅡ～Ⅲ级时,可自小剂量开始使用β受体阻滞剂,以后逐渐加量,达到最大耐受量或靶剂量后,继续维持治疗。严重心脏反应常在治疗开始时发生,这可能由于维持心脏正常功能的β受体机制突然被阻断的缘故,即使开始用小剂量β受体阻滞剂,有时也会发生。但近年来新的阻断剂,例如具有β受体和α受体双重阻断作用的第三代β受体阻滞剂,如卡维地洛,更适用于心功能不全的患者,其特点:①选择性β受体阻断;②通过阻断 α_1 肾上腺素能作用,扩张血管平滑肌;③抗氧化和保护心肌作用。

(二)哮喘

无选择性β受体阻滞剂禁用于哮喘患者,即使应用 β_1 选择性药和具有 ISA 的吲哚洛尔也应慎用。正在发作和近期发作的哮喘患者禁用任何β受体阻滞剂。

(三)停药反应

长期应用β受体阻滞剂,突然停药,可使心绞痛加剧,甚至诱发心肌梗死。其发病机制可能有各种因素:①心绞痛患者长期应用β受体阻滞剂特别是无选择性的药物,突然停药所致运动耐受量降低,由于心血管交感神经阻断作用的终止,引起心肌需氧量的急剧增加所致;②长期应用β受体阻滞剂可增加β受体数量,突然停药,β效应升高。因此,心脏缺血患者,长期应用β受体阻滞剂停药必须逐渐减量。减药过程以 2 周为宜。

(四)外周血管痉挛

外周血管痉挛主要表现为四肢冰冷,脉细弱或不能触及及雷诺现象等,可能是由于心排血量减少和外周血管收缩所致。应用选择性作用于 β_1 受体和具有 ISA 或第三代β受体阻滞剂可能会好一些。

(五)低血糖

人的肌糖原分解主要经 β_2 受体调节,而肝糖原分解除β受体外,尚有α受体参与,β受体阻滞剂可使非糖尿病和糖尿病患者的糖耐量降低,使餐后血糖水平增高 20～30 mg/L,诱发高渗性高血糖昏迷。停用β受体阻滞剂后,其对血糖的影响可持续达 6 个月之久。β受体阻滞剂影响糖代谢的主要机制是直接抑制胰岛β细胞分泌胰岛素,其可能的原因是β受体阻滞剂影响微循环血流,从而干扰了β细胞的去微粒过程;也可能是由于β受体阻滞剂改变了机体细胞膜的稳定性,使其对胰岛素的敏感性降低。β受体阻滞剂还可以使低血糖持续的时间延长,甚至加重低血糖;这是由于β受体阻滞剂可掩盖患者震颤和心动过速症状。在使用β受体阻滞剂过程中若发生低血糖,由于α刺激效应缺乏β刺激效应的拮抗,患者可发生严重高血压危象。健康人用普萘洛尔对血糖无影响,只有运动所致血糖升高可被普萘洛尔抑制。对于胰岛素所致低血糖及饥饿或疾病等原因引起的肝糖原降低时,普萘洛尔可延缓血糖恢复正常。选择性 β_1 受体和具有 ISA 的阻断剂,影响血糖作用可能较轻。

(六)血脂水平的影响

β受体阻滞剂影响脂代谢的机制,多数学者认为是肾上腺素能机制起的作用。脂蛋白代谢时有几种主要酶参加,其中脂蛋白酯酶(LPL)和卵磷脂-胆固醇酰基转移酶剂(LCAT)被抑制,使脂蛋白代谢产生不利的影响,LPL 能促进血浆蛋白的甘油三酯(TG)分解,LCAT 能够使卵磷脂β位的脂酰基转移到胆固醇的分子并分别生成溶血卵磷脂和胆固醇。激活人体内 α 受体时将抑制 LPL 和 LCAT 的活性。使用β受体阻滞剂尤其使用部分激动活性的β受体阻滞剂较大剂量时,将使β受体明显抑制,而 α 受体的活性相对增强,继而抑制了 LPL 和 LCAT 的活性,产生对脂代谢的不利影响。Day 早在 1982 年对β受体阻滞剂影响脂代谢的解释是组织中 LPL 被抑制也许就是 α 受体相对兴奋的结果,因而延长了 TG 的清除时间,使血浆 TG 水平升高,同时降低肝脏产生高密度脂蛋白(HDL)。使用β受体阻滞剂还降低胰岛素的分泌使糖代谢紊乱,间接使脂代谢发生变化。而兼有 α、β阻断作用的拉贝洛尔对脂代谢无影响,这进一步提示肾上腺素能机制。

(七)中枢神经系统反应

脂溶性高的β受体阻滞剂如普萘洛尔、丙烯洛尔等可引起神经系统反应,是因为它们较易透过血-脑屏障。长期应用大剂量普萘洛尔可致严重的抑郁症、多梦、幻觉和失眠等。

(八)消化道反应

用β受体阻滞剂可致腹泻、恶心、胃痛、便秘和腹胀等不良反应。

(九)骨骼肌反应

普萘洛尔具有神经-肌肉阻滞作用,发生长时间的箭毒样反应,可能与阻断骨骼肌 β_2 受体有关。此外吲哚洛尔、普萘洛尔和普拉洛尔都可致肌痛性痉挛,其机制不明。

(十)眼、皮肤综合征

此征主要表现为干眼症、结膜炎和角膜溃疡伴有皮肤病变,如牛皮癣样皮疹,少数尚有硬化性腹膜炎。

(十一)心动过缓和房室传导阻滞

β受体阻滞剂降低窦房结和房室结细胞的自律性,引起窦性心动过缓和心脏传导阻滞。所以心脏传导阻滞,如二度以上传导阻滞、病窦或双结病变患者应禁忌使用。

(十二)β受体阻滞剂停药综合征

β受体阻滞剂停药综合征是指服用β受体阻滞剂的患者,突然停服药物后出现的一组临床症状和体征。

1.产生机制

可能与下列因素有关:①使用β受体阻滞剂后,体内β受体数目增加,即向上调节;一旦停用β受体阻滞剂后,则数目增多的β受体对儿茶酚胺的总反应增加、敏感性增高。②突然停用β受体阻滞剂后,心肌耗氧量增加、血小板的黏着性和聚积性增加、血液循环中的儿茶酚胺和甲状腺素水平升高、氧离解曲线移位,血红蛋白向组织内释放氧减少、肾素-血管紧张素-醛固酮系统活性增强。

2.临床表现

患者可表现为焦虑、不安、神经质、失眠、头痛、心悸、心动过速、乏力、震颤、出汗、厌食、恶心、呕吐和腹痛,有的患者还可出现严重的高血压、脑疝、脑血管意外、甲状腺功能亢进、快速性心律失常、急性冠状动脉供血不足和原有的冠心病恶化,如心绞痛由稳定型转变为不稳定型,甚至发生急性心肌梗死及猝死等。本征可发生在停药后1~2天或延迟到数周。

3.防治方法

防治方法如:①避免突然中断使用的β受体阻滞剂。需要停药者,应在2周内逐渐减量,最后完全停药。②在减量及停药期间应限制患者活动,避免各种精神刺激。③一旦发生停药综合征,要立即给予原先使用过的β受体阻滞剂,剂量可比停药前的剂量要小一些,并根据临床表现给予相应处理。

(十三)中毒

服用过量的β受体阻滞剂可引起心动过缓、血压下降、室性心律失常、眩晕、思睡及意识丧失等。中毒症状一般是在服药后半小时开始出现,12小时最为严重,可持续72小时。

(十四)其他

少数患者出现乏力、血CPK升高、SGOT升高、白细胞总数下降、感觉异常、皮疹和血尿素氮增高等。妊娠期使用β受体阻滞剂,可使胎儿生长迟缓、呼吸窘迫、心动过缓和低血糖。

三、β受体阻滞剂与其他药物的相互作用

(一)洋地黄

洋地黄为正性肌力药物,β受体阻滞剂为负性肌力药物,两药合用对心肌收缩力有拮抗作用。

地高辛与艾司洛尔合用可使地高辛血清浓度增加9.6%,因此合并用药时应慎重,以防洋地黄中毒。

阿替洛尔与地高辛合用治疗慢性心房颤动,可以控制快速的心室率,使患者静息及运动心室率平均减少24%,心功能改善,不良反应轻微。

(二)酸酯类

1.异山梨酯

β受体阻滞剂与异山梨酯合用适用于治疗心绞痛。普萘洛尔较大剂量时可减少心绞痛的发作及异山梨酯用量,并能增加运动耐受量,能对抗异山梨酯引起的反射性心动过速,而异山梨酯能对抗普萘洛尔引起的心室容积增加及心室收缩时间延长。两药作用时间相似,合用可提高抗心绞痛的疗效。但两药合用剂量不宜过大,否则会使压力感受器的反应、心率和心排血量调节发生障碍,导致血压过度下降,冠脉血流反而减少,从而加剧心绞痛。

2.硝酸甘油

使用β受体阻滞剂的心绞痛患者仍发作心绞痛时,可舌下含化或静脉滴注硝酸甘油,一般可取得满意疗效。两药合用应注意发生直立性低血压(初次试用时宜取坐位)。近来有人报告,艾司洛尔与硝酸甘油合用治疗心绞痛疗效好,不良反应少。

硝酸甘油不宜与具有内源性拟交感神经活性的β受体阻滞剂合用,以防出现心率明显加速的不良反应。

(三)钙离子通道阻滞剂

1.硝苯地平

许多临床研究证实,普萘洛尔与硝苯地平是治疗心绞痛的有效药物,β受体阻滞剂与硝苯地平合用为心绞痛患者的有效联合。普萘洛尔可抵消硝苯地平反射性增快心率的作用,硝苯地平可抵消普萘洛尔增加的外周阻力,两药合用特别

对劳力型心绞痛;尤其为单用疗效较差时,合用疗效更佳。

2.维拉帕米

有报道β受体阻滞剂与维拉帕米合用,可引起低血压、心动过缓和房室传导阻滞,甚至导致不可逆性房室传导阻滞和猝死,故两药禁忌合用。但有的学者仍认为,合用对高血压病、心绞痛有效,且具有安全性,但只限于服用普萘洛尔未引起严重左心功能不全、临界低血压、缓慢心律失常或传导阻滞者。

3.硫氮草酮

β受体阻滞剂与硫氮草酮均具有负性肌力和负性传导作用,两药合用可诱发心力衰竭、窦性心动过缓、窦性静止、房室传导阻滞和低血压等。对已有心功能不全、双结病变者不宜合用这两种药物,以防引起严重后果。

(四)抗心律失常药物

1.美西律

普萘洛尔与美西律合用治疗心律失常有明显的协同作用。美西律治疗无效的室性期前收缩、室性心动过速和两药合用有协同效果。有学者报道,单用美西律治疗室性期前收缩,其有效率为14%,合用普萘洛尔有效率为30%。

2.利多卡因

β受体阻滞剂可降低心排血量及肝血流,β受体阻滞剂对肝微粒体药物代谢酶有抑制作用,特别是拉贝洛尔、氧烯洛尔、噻吗洛尔和美托洛尔等的抑制作用更为明显;而阿替洛尔、索他洛尔的抑制作用较小。故β受体阻滞剂与利多卡因合用后,利多卡因经肝脏代谢减弱,半衰期延长,血药浓度升高,甚至出现毒性反应。两者合用时,应减少利多卡因的剂量。此外,利多卡因又能使β受体阻滞剂减弱心肌收缩力的作用进一步加重,两药合用时,应注意心功能变化。

3.奎尼丁

普萘洛尔与奎尼丁合用常用于心房颤动的复律治疗。普萘洛尔对心肌细胞的电生理作用与奎尼丁有相似之处,故两药合用可减少奎尼丁的用量,并增加其安全性。普萘洛尔可加快心肌复极、缩短动作电位时程及 Q-T 间期,故可抵消奎尼丁所致的 Q-T 间期延长。普萘洛尔可抑制房室结、减慢房室传导,并延长房室结的不应期,因而可避免单用奎尼丁在复律前由心房颤动变为心房扑动时出现的心室率加快现象。两药合用治疗预激综合征伴室上性心动过速有明显疗效;治疗室性心动过速亦有协同作用。但两药均有负性肌力作用,心功能不全者禁用。

4.普鲁卡因胺

临床上普鲁卡因胺与普萘洛尔合用较少。使用奎尼丁转复心房颤动时,如出现奎尼丁引起的金鸡纳反应(耳鸣、恶心、呕吐和头晕等),可使用普鲁卡因胺代替奎尼丁。有关普鲁卡因胺与普萘洛尔相互作用可参阅奎尼丁与普萘洛尔的相互作用。

5.丙吡胺

普萘洛尔和丙吡胺合用,对心肌的抑制作用增强,可使心率明显减慢,有发生心搏骤停和死亡的危险。有学者报道,使用普萘洛尔 10 mg 和丙吡胺 80 mg 静脉注射治疗心动过速,1 例恶化,1 例死亡。故两药合用应慎重。

6.胺碘酮

普萘洛尔与胺碘酮合用可引起心动过缓、传导阻滞,甚至心脏停搏。Derrida 报告,1 例心房扑动用胺碘酮＋洋地黄后心室率仍快,服用 1 次剂量普萘洛尔后,引起心脏骤停。另 1 例急性心肌梗死静脉注射胺碘酮后口服普萘洛尔,2 次发生严重心动过缓迅即转为心室颤动。

7.氟卡尼

索他洛尔为新型 β 受体阻滞剂。单用氟卡尼疗效不佳的复杂性室早,用索他洛尔后室性期前收缩减少 85%。普萘洛尔与氟卡尼合用,两药血浆浓度均有增加(<30%),半衰期无改变,患者P-R间期延长,心率无明显改变,血压有所下降。

8.普罗帕酮

普罗帕酮属Ⅰ类抗心律失常药物,能抑制动作电位 O 相上升速度,延长动作电位时程,延长P-R、QRS 和 Q-T 间期,与美托洛尔合用可防止Ⅰ类药物提高儿茶酚胺的水平和由此而产生不利影响。因此,美托洛尔能增强普罗帕酮抗心律失常作用。

9.妥卡尼

普萘洛尔与妥卡尼合用,治疗室速的疗效满意。Esterbrooks 报告,两药合用治疗 6 例室性心动过速,5 例急性期得到控制,其中 4 例远期疗效满意。

(五)利尿剂

普萘洛尔与氢氯噻嗪合用治疗高血压病有良好疗效。两药作用方式不同,普萘洛尔为弱碱性药物,氢氯噻嗪为弱酸性药物。两药的药动学及药效学互不相干,从不同的组织部位产生协同降压作用。苄氟噻嗪与普萘洛尔合用治疗高血压病,可互相克服各自限制降压的代偿机制。利尿剂可拮抗普萘洛尔引起的体液潴留,普萘洛尔又可减弱利尿剂引起的血浆肾素水平升高及低血钾症;两药合用后甚至不必补钾。

噻嗪类利尿剂有使血脂和血糖升高的不良反应,与普萘洛尔合用后可使血脂升高更为明显,两药合用可促进动脉硬化。近年新型 β 受体阻滞剂问世克服了这方面的不良反应。例如,波吲洛尔、美托洛尔、醋丁洛尔和西利洛尔等药对血脂、血糖均无影响,甚至西利洛尔还有降低低密度脂蛋白和轻度升高高密度脂蛋白的作用。

(六)调节血压药物

1.甲基多巴

有报道普萘洛尔与甲基多巴合用治疗高血压病,可取得满意疗效。但有人观察,服用甲基多巴的高血压患者静脉注射普萘洛尔后血压升高,并出现脑血管意外。动物实验证明,普萘洛尔能增强甲基多巴的代谢产物 α-甲基去甲肾上腺素的升压作用;故两药合用应慎重。必须合用时,应适当调整剂量。

2.α 肾上腺素阻断剂

妥拉苏林、酚苄明可分别与普萘洛尔合用治疗嗜铬细胞瘤,以防血压急剧上升。普萘洛尔能减弱妥拉苏林解除外周动脉痉挛的作用,这可能是由于普萘洛尔阻滞了可使外周血管舒张的$β_2$受体所致。

哌唑嗪是一种高度选择性突触后膜 $α_1$ 肾上腺素能受体阻断剂,具有良好的降压作用。由于它降低血胆固醇和甘油三酯浓度,使高密度脂蛋白/低密度脂蛋白比例上升,故目前认为是治疗高血压的理想药物。哌唑嗪与普萘洛尔合用降压效果增强,前者可改变后者对血胆固醇和甘油三酯水平的不良影响。但普萘洛尔可加重哌唑嗪的首剂效应,即引起急性直立性低血压和心动过速等。相互作用的发生机制可能是普萘洛尔抑制哌唑嗪的代谢所致,故两药合用时应调整哌唑嗪的首次量。

3.利血平

利血平可使儿茶酚胺耗竭,导致普萘洛尔的 β 阻断作用增加,于是可发生广泛的交感神经阻滞,故两药合用时应密切注意患者的反应。

4.可乐定

普萘洛尔主要阻断心脏和肾脏的 β 受体,降低心脏泵血速率和肾素水平,因而发挥降压作用。可乐定主要通过兴奋中枢 α 受体、阻断交感胺的释放而降压。两药合用具有协同降压作用。但一旦停用可乐定可出现血压反跳现象,有时血压可超过治疗前水平。血压反跳的主要原因是普萘洛尔阻断了外周 β 受体扩血管作用,使α受体缩血管作用占优势。基于上述理由,目前临床上不主张两药合用。

5.肼屈嗪

普萘洛尔对抗肼屈嗪增快心率的不良反应。由于肼屈嗪减少肝血流量,故可减少普萘洛尔的经肝代谢,增加其生物利用度。两药合用时,可先用普萘洛尔,再加用肼屈嗪,以提高抗高血压的疗效。

6.肾上腺素

普萘洛尔能增强肾上腺素的升压作用,引起反射性迟脉和房室传导阻滞。这是由于普萘洛尔阻断β受体的扩血管作用后,再注射肾上腺素可兴奋α受体,引起血压上升、血流量减少、血管阻力增加,因而出现反射性心动过缓,有致命的危险。已使用普萘洛尔的非选择性β受体阻滞剂的患者,再使用肾上腺素时,必须注意血压的变化。

7.二氮嗪

二氮嗪是治疗高血压危象的有效和安全药物,但本品可引起心率加快,导致心肌缺血,使血浆肾素活性增高。加用普萘洛尔可使心率减慢、血浆肾素活性下降,减少心肌耗氧量及减轻心肌缺血。两药合用不会引起严重低血压,并能有效地控制心率,对伴有心绞痛或心肌梗死的患者尤为有利。

8.氯丙嗪

普萘洛尔与氯丙嗪合用可同时阻断α和β受体,故降压作用增强。两药合用后对彼此的药物代谢均有抑制作用,故两药合用时,剂量都要相应减少。有报道普萘洛尔可逆转氯丙嗪所致的心电图异常。

9.卡托普利

卡托普利治疗高血压的机制是通过抑制血管紧张素Ⅰ转变为血管紧张素Ⅱ,从而使外周血管的α受体兴奋性降低而实现的。普萘洛尔为非选择性β受体阻滞剂,在阻滞心脏β$_1$受体而使心肌收缩力降低的同时,又阻断外周血管的β$_2$受体,这样就会使α受体兴奋占相对优势。因此,卡托普利与普萘洛尔合用治疗高血压疗效不佳。已使用卡托普利治疗高血压病过程中,若加用普萘洛尔后,有时可使降低的血压反见升高。而与选择性β受体阻滞剂合用,则可使降压效果增强。这是由于选择性β受体阻滞剂对外周血管的β$_2$受体阻断作用很轻微。

10.异丙肾上腺素

异丙肾上腺素为β受体兴奋剂,β受体阻滞剂可抑制异丙肾上腺素的作用,故两药不宜同时使用。对需要使用β受体阻滞剂的支气管哮喘患者,可选用选

择性 β_1 受体阻断剂。

(七)内分泌有关的药物

1.胰高血糖素

β 受体阻滞剂有抑制胰高血糖素分泌和对抗胰高血糖素升高血糖的作用，故两药合用对低血糖者恢复正常血糖不利。

胰高血糖素具有促进心肌收缩力和提高心率的作用，能对抗普萘洛尔的抑制心肌作用，故对普萘洛尔引起的心力衰竭具有良好治疗效果。

2.口服降糖药

普萘洛尔能增加低血糖的发生率和严重程度；并且，由于 β 受体阻滞剂的作用，使低血糖的有关症状如心悸、焦虑等表现不明显，从而使低血糖恢复时间延长、血压增高和心率减慢。故有人建议，正在使用磺胺类降糖药的患者，不应再使用非选择性 β 受体阻滞剂；必须使用 β 受体阻滞剂时，可考虑使用选择性 β 受体阻滞剂。

3.胰岛素

糖尿病患者使用胰岛素过量可发生低血糖反应，严重者可危及生命。低血糖时，反射性肾上腺素释放增多，从而使血糖升高、血压增高及心率增快。非选择性 β 受体阻滞剂可抑制肾上腺素的升高血糖作用，阻断 β_2 受体作用及减弱 β_1 受体对心脏的兴奋，因而可掩盖低血糖症状和延缓低血糖的恢复。长期服用普萘洛尔，特别是与噻嗪类利尿剂合用时，可致糖耐量降低，加重糖尿病的病情，使胰岛素的治疗效果不佳。β 受体阻滞剂可抑制胰岛素分泌，不仅使血糖升高，还可加重糖尿病患者的外周循环障碍，偶可引起肢体坏疽。对于必须使用 β 受体阻滞剂的糖尿病患者，可选用 β_1 受体阻断剂，因其对胰腺分泌和外周血管的不良影响减小。

4.抗甲状腺药物

普萘洛尔与甲巯咪唑等抗甲状腺药物合用治疗原发性甲亢和甲状腺毒症时疗效增强，不仅可使心悸多汗、神经过敏等症状改善、震颤和心动过速得到控制，而且血清 T_3 和 T_4 水平下降较快而明显。甲状腺毒症患者进行甲状腺部分切除时，普萘洛尔可与卢戈液合用以做术前准备。

(八)中枢性药物

1.苯二氮䓬类

普萘洛尔减少肝血流量，抑制肝微粒体药物氧化酶的活性，从而降低地西泮等苯二氮䓬类的代谢清除率,延长其半衰期,普萘洛尔对劳拉西泮和阿普唑仑的药动学过程影响较小,只是减慢其胃肠道的吸收率。普萘洛尔与地西泮合用治疗焦虑症的疗效优于单用地西泮。

2.三环类抗抑郁剂及氯丙嗪

普萘洛尔与三环类抗抑郁剂合用,抗焦虑作用增强。普萘洛尔与氯丙嗪合用,互相促进血药浓度升高,引起低血压。

3.左旋多巴

普萘洛尔可对抗多巴胺 β 肾上腺素能作用,从而产生左旋多巴样作用。对伴有震颤的帕金森综合征,普萘洛尔可提高左旋多巴的疗效。普萘洛尔还可使左旋多巴诱导的生长激素分泌增多,长期合用者应定期监测血浆生长激素水平。

4.吗啡

吗啡与艾司洛尔合用,特别当心肌梗死时并发心律失常时联合用药,吗啡可增强艾司洛尔的稳态血浆浓度。所以艾司洛尔的静脉输注速度应当减慢。因艾司洛尔的半衰期极短,安全性可以得到保证。

普萘洛尔能增强吗啡对中枢神经系统的抑制作用,甚至引起死亡。

5.奋乃静

普萘洛尔与奋乃静合用,普萘洛尔的代谢受到损失。

6.苯妥英钠

普萘洛尔与苯妥英钠合用,心脏抑制作用增强。如需合用,特别是静脉注射苯妥英钠时,应特别慎重。

7.巴比妥类

巴比妥类可使 β 受体阻滞剂代谢加快。已服用普萘洛尔的患者,开始或停用巴比妥类药物时,应注意其对 β 受体阻滞剂经肝代谢的影响,而相应调整 β 受体阻滞剂的用量。巴比妥类对于以原形经肾脏排泄的 β 受体阻滞剂如索他洛尔等的影响不大,故可以合用。

8.麻醉剂

β 受体阻滞剂与箭毒碱合用,神经-肌肉阻滞作用增强;特别是应用较大剂量的普萘洛尔时,应注意临床反应。

长期应用 β 受体阻滞剂患者,使用丁卡因、丁哌卡因做脊椎麻醉时,不应在麻醉前停用 β 受体阻滞剂,否则可引起心动过速、心律不齐和心绞痛。

已使用普萘洛尔等 β 受体阻滞剂患者,使用麻醉剂时最好不要使用含有肾临床常用药理论与实践 —————————————————————

上腺的局麻药物。

β受体阻滞剂不宜用于治疗那些由抑制心肌的麻醉剂(如氯仿和乙醚)所致的心律失常。非心肌抑制麻醉剂产生的心律失常可用普萘洛尔治疗,但要注意可能发生低血压。

(九)非类固醇解热镇痛药

1.阿司匹林

有报道,普萘洛尔每次 20 mg,阿司匹林每次 0.5~1.0 g,均每天 3 次口服治疗偏头痛,有效率达 100%。两药合用治疗偏头痛有协同作用。方法安全有效,服用时间越长,效果越好,连服6个月疗效更显著。心率低于 60 次/分者应停药。

2.吲哚美辛

β受体阻滞剂的抗高血压作用与前列腺素有关,吲哚美辛是前列腺素抑制剂。所以,两药合用时,在开始使用或停用吲哚美辛时,应注意β受体阻滞剂降压作用的改变,并相应调整β受体阻滞剂的用量。

3.其他抗炎药

普萘洛尔能使氨基比林、水杨酸类、保泰松和肾上腺皮质激素等的抗炎作用减弱或消失。

(十)胃肠道药物

1.H$_2$受体阻断剂

西咪替丁可使肝微粒体酶系对普萘洛尔等β受体阻滞剂的代谢减慢,减弱肝脏对普萘洛尔的首过效应。故两药合用时普萘洛尔的半衰期延长,血药浓度升高 2~3 倍。西咪替丁还能增加β受体阻滞剂降低心率的作用,结果产生严重的心动过缓、低血压等。因此,使用普萘洛尔、拉贝洛尔等β受体阻滞剂者,使用及停用西咪替丁时,应注意患者的反应。

雷尼替丁与普萘洛尔合用,雷尼替丁对普萘洛尔的代谢和药物影响很小。故普萘洛尔必须与 H$_2$受体阻断剂合用时,为减少药物相互作用,可选用雷尼替丁。

2.氢氧化铝凝胶

氢氧化铝凝胶与β受体阻滞剂合用,可使β受体阻滞剂吸收减少,从而影响β受体阻滞剂的疗效,故两药不宜同时服用。

(十一)其他药物

1.氨茶碱

β受体阻滞剂可抑制肝微粒体药物代谢酶系,故氨茶碱与普萘洛尔或美托洛尔合用时,氨茶碱的清除率下降。但氨茶碱的药理作用为抑制磷酸二酯酶、影响环磷酸腺苷的灭活、兴奋β肾上腺素能受体,故可对抗普萘洛尔的作用。同时,普萘洛尔可因阻滞β受体而引起支气管平滑肌痉挛,加剧哮喘,两药合用发生药理拮抗。若氨茶碱类药必须与β受体阻滞剂合用,可选用β_1受体阻断剂。

2.抗组胺药

普萘洛尔与抗组胺药有拮抗作用。氯苯那敏对抗普萘洛尔有阻断作用,这是因为氯苯那敏可阻断肾上腺素神经摄取递质。但氯苯那敏可加强普萘洛尔的奎尼丁样作用,两药合用对心肌的抑制作用增强。

3.呋喃唑酮

呋喃唑酮与普萘洛尔不宜同时服用,应在停服呋喃唑酮2周后再服用普萘洛尔。

4.麦角生物碱

麦角生物碱具有动脉收缩的作用,临床上经常用于治疗偏头痛,而β受体阻滞剂亦用于预防和治疗偏头痛,不良反应是抑制血管扩张,引起肢体寒冷。两药合用时可致协同效应,故这类药物合用应谨慎。

5.降脂酰胺

降脂酰胺与普萘洛尔合用后,普萘洛尔的β阻断作用减弱;而停用普萘洛尔时,又易发生普萘洛尔停药综合征,表现为心绞痛加重,患者可发生心肌梗死。

6.利福平

利福平可促进美托洛尔的经肝代谢,已使用美托洛尔的患者,再使用或停用利福平时,应注意其对美托洛尔的影响,并适当调整美托洛尔的剂量。

7.乙醇

乙醇对普萘洛尔的血浆浓度无显著影响。两药合用对心率的抑制作用并不比单用普萘洛尔时更强,对血压也无明显影响,有报道β受体阻滞剂可用于治疗醉酒所引起的谵妄和震颤。

四、剂量与用法

(一)剂量

使用任何一种β受体阻滞剂均应从小剂量开始,然后逐渐增加剂量,直到取得满意疗效或出现较明显的不良反应。每一种β受体阻滞剂的常规剂量至今仍无统一的规定,而且每例患者的个体反应不同,也不可能规定统一的用药剂量。例如,国内报道普萘洛尔的用药剂量范围为30~240 mg/d,国外有报告高达400~800 mg/d。我们使用阿替洛尔治疗心绞痛的剂量达37.5~75 mg/d时,有的患者即可出现心动过缓;而治疗肥厚型心肌病时,用药剂量达300 mg/d时,患者未出现不适表现。无论使用多大剂量,都要密切观察治疗反应。逐渐加量和逐渐减量停药是使用β受体阻滞剂的一个重要原则。

(二)疗程

疗程应视治疗目的而定,如治疗心肌梗死的疗程为数月至数年,而治疗肥厚型心肌病和原发性 Q-T 间期延长综合征则可能需终身服药。

第二节　钙离子通道阻滞剂

钙离子通道(简称钙通道)阻滞剂是一类选择性作用于慢通道、抑制 Ca^{2+} 跨膜内流,进而影响 Ca^{2+} 在细胞内作用而使整个细胞功能发生改变的药物。该类药物自 20 世纪 60 年代问世以来,其作用机制、药理及临床应用取得了重大进展,现钙通道阻滞剂已广泛用于高血压、冠心病、心绞痛、心律失常及肥厚型心肌病等心血管疾病的治疗。此外,人们在临床实践中还发现钙通道阻滞剂对多种器官均可产生效应,提示钙通道阻滞剂具有潜在广泛的治疗作用。尽管近年来某些临床资料提出了一些不利于钙通道阻滞剂的观点和证据,从而引发了对钙通道阻滞剂临床应用的争议和再评价,但此类药物仍是心血管疾病治疗中最为常用的药物之一。

一、分类

钙通道阻滞剂物繁多,由于具有共同的钙拮抗作用而被归列在一起,但其化学结构、与慢通道结合程度、相对选择性及对组织器官的药理效应等方面均有所不同甚或差异很大,因而目前尚缺乏令人满意的分类方法。现较常用的分类法如下。

(一)按化学结构分类

1.苯烷胺类

苯烷胺类如维拉帕米、盖洛帕米、泰尔帕米、Devapamil、Anipamil、Empoamil、

Falipamil 和 Ronipamil。

2.二氢吡啶类

二氢吡啶类如硝苯地平、尼群地平、尼卡地平、非洛地平、伊拉地平、达罗地平、尼鲁地平、尼莫地平、尼索地平、尼伐地平、马尼地平、贝尼地平、拉西地平、巴尼地平、Diperdipine、Oxodipine、Riodipine、Ryosidipine、Flordipine、Foridipine、Iodipine、Mesudip-ine、Tiamdipine、Franidipine、OPC13340,R023-6152。

3.苯噻氮唑类

苯噻氮唑类如地尔硫草、Fostedil。

4.其他

如氟桂利嗪、桂利嗪、Lidoflazine、哌克昔林、卡普地尔、普尼拉明、特罗地林、芬地林、Caronerine、匹莫齐特、五氟利多和氟斯匹灵。

(二)按有无电生理作用分类

按有无电生理作用分类分为有电生理作用与无电生理作用两大类。前者具有负性变时、负性变力及负性变传导作用,可减轻心肌收缩力和降低氧耗量,主要药物有维拉帕米、盖洛帕米、硫氮草酮和卡普地尔等,常用于快速性心律失常及伴有心率增快的高血压或冠心病患者;后者无或有轻微电生理作用,对心脏传导系统和心肌收缩力无明显影响,其中某些药物可因扩血管作用而反射性地引起心率增快,主要药物有硝苯地平及其二氢吡啶类药物、氟桂利嗪和哌克昔林等,可用于高血压及血管痉挛性疾病的治疗。此种分类法虽然过于笼统和简单,但对于临床选择用药尚有一定指导意义。

(三)按作用部位及用途分类

(1)主要作用于心肌细胞:如维拉帕米。

(2)主要作用于窦房结和房室结:如维拉帕米、硫氮草酮。

(3)主要作用于血管平滑肌:①主要作用于冠状动脉,如硝苯地平、硫氮草酮;②主要作用于脑血管,如尼卡地平、尼莫地平;③主要作用于外周血管,如利多氟嗪、氟桂利嗪。

(四)按生化及电生理特点分类

1982 年,Fleckenstein 提议分为两类,以后又增补为 3 类。

1.A 类

药效及特异性高,对电压依赖性通道选择性强,可抑制 90% Ca^{2+} 内流而不影响 Na^+ 及 Mg^{2+} 内流,包括维拉帕米、甲氧帕米、硫氮草酮、硝苯地平及其他二氢吡啶类衍生物。

2.B 类

选择性稍差,可抑制 50%～70% 的 Ca^{2+} 内流,同时可抑制 Na^+、Mg^{2+} 内流,包括普尼拉明、哌克昔林、异搏静、芬地林、氟桂利嗪、桂利嗪、特罗地林、双苯丁胺及卡罗维林。

3.C 类

有轻度钙拮抗作用的某些局麻、除颤及抗心律失常药物,如氯丙嗪及某些 β 受体阻滞剂。

(五)WHO 分类法

1985 年,WHO 专家委员会按钙通道阻滞剂的结合部位及选择性、精确的细胞与药理学作用机制分为两组 6 个亚类,包括以下几种。

(1)对慢通道有选择性作用者 I 类为维拉帕米及其衍生物,Ⅱ 类为硝苯地平及其他二氢吡啶衍生物,Ⅲ 类为硫氮草酮类。

(2)对慢通道呈非选择性作用者 Ⅳ 类,如氟桂利嗪、桂利嗪等二苯哌嗪类,Ⅴ 类如普尼拉明类,Ⅵ 类如哌克昔林、卡普地尔和卡罗维林等。

(六)其他分类法

1992 年,Spedding 和 Paoletti 又提出如下分类法,将钙通道阻滞剂分为五大类。

1.Ⅰ 类
选择性作用于 L 型通道上明确位点的药物,又细分为以下几种。

(1)1,4-二氢吡啶类结合点(受体):硝苯地平、尼群地平和尼卡地平等。

(2)苯噻氮唑类结合位点:硫氮草酮等。

(3)苯烷胺类结合位点:维拉帕米、盖洛帕米和泰尔帕米等。

2.Ⅱ 类
作用于 L 型通道上未知位点的化合物,如 SR33557、HOE166 和 McN6186 等。

3.Ⅲ 类
选择性作用于其他亚型电压依赖性通道(VDC)的药物(迄今未发现对此类通道具有高选择性的药物)。

(1)T 型通道:氟桂利嗪、粉防己碱等。

(2)N 型通道:ω-conotoxin。

(3)P 型通道:漏斗网型蜘蛛毒素。

4.Ⅳ类

非选择性通道调节药物,如芬地林、普尼拉明和苄普地尔等。

5.Ⅴ类

作用于其他类型钙通道的药物如下。

(1)肌浆网 Ca^{2+} 释放通道:兰诺丁。

(2)受体控制性钙通道(ROC),可被相应受体阻滞剂阻断:兴奋性氨基酸通道;α受体偶联通道;血管紧张素偶联通道;核苷酸/核苷酸偶联通道。

二、作用机制与药理效应

(一)作用机制

钙通道阻滞剂作用的精确部位及机制尚不十分清楚,但它们的化学结构各不相同、立体构型也不一样,提示钙通道阻滞剂之间不可能以任何相同机制或简单的构效关系作用于单一受体部位。钙通道阻滞剂可能对 Ca^{2+} 转运与结合的所有环节与调控机制均有抑制和影响。目前已知细胞内外 Ca^{2+} 的平衡与调节(离子转运)有以下几种方式:①经慢通道发生慢内向离子流(SIC)。慢通道对 Ca^{2+} 的通透性除受 Ca^{2+} 浓度的控制外,还受神经介质的调控,因而慢通道又分为 VDC 和 ROC。VDC 有两个闸门,外闸门受电位控制,内闸门则受环磷酸腺苷(cAMP)的调节。当细胞膜去极到一定水平(如在心肌为 $-40\sim+10$ mV)时此通道即被激活开放,产生 SIC 形成动作电位平台,激活后由于内向 Ca^{2+} 电流的增加与膜电位降低,随即开始较激活速率更慢的失活过程,即该通道存在"开""关"和"静息"3 种状态。VDC 至少存在 4 个亚型:L、T、N、P,它们的电生理与药理学特征有所不同,其中 L 亚型最受重视,因为该通道是主要对 Ca^{2+} 兴奋或阻滞剂敏感的钙离子通道亚型,其活化阈值高(-10 mV)、灭活慢,与心血管系统、平滑肌、内分泌细胞及某些神经元的兴奋——收缩偶联有关,L 亚型通道又有 α_1、α_2、β、γ 和 δ 5 个亚单位组成,α_1 亚单位具有钙离子通道及受体结合功能,α_2 及 β 亚单位具通道阻滞作用;ROC 存在于多种细胞尤其是血管平滑肌的胞质膜上,能对去甲肾上腺素、组胺和 5-羟色胺等发生反应,产生 Ca^{2+} 内流及细胞内贮存 Ca^{2+} 的释放,ROC 激活后对后者作用更大;② Ca^{2+} 渗入:当胞外 Ca^{2+} 浓度低时,可使胞质膜通透性改变,发生"渗漏",增加 Ca^{2+} 流入,此可能与某些血清 Ca^{2+} 不足所并发的高血压有关;③ Na^{+}/Ca^{2+} 交换:具双向性,取决于细胞内外两种离子浓度梯度,当胞内 Na^{+} 浓度高而胞外 Ca^{2+} 浓度高时两者可发生交换,此机制与心肌糖苷的正性肌力作用有关;④胞质膜上 Ca^{2+}-ATPase,可利用 ATP

分解的能量将 Ca^{2+} 逆离子梯度由胞内泵出胞外;⑤肌浆网系膜上的 Ca^{2+},Mg^{2+}-ATPase 将 Ca^{2+} 泵入肌浆网,而跨膜 Ca^{2+} 内流可触发肌浆网(SR)按离子浓度释放 Ca^{2+}(SR 内 Ca^{2+} 10^{-4} M,胞质内为 10^{-7} M),这一过程与心肌纤维的兴奋-收缩偶联有关;⑥线粒体可吸收胞质内 Ca^{2+},而通过 Na^+、Ca^{2+} 交换释放 Ca^{2+}。以上为 Ca^{2+} 的平衡与调控机制,其中①、②、③、④为 Ca^{2+} 细胞内外的跨膜转运,⑤、⑥为细胞内转运过程;不同类型的组织,这些机制有不同的重要性。心肌和内脏平滑肌肌浆内 Ca^{2+} 的浓度正是基于上述转运系统的精确调控,才得以发挥正常的心脏血管效应。钙通道阻滞剂也正是通过对 Ca^{2+} 运转的影响,使细胞内 Ca^{2+} 减少,可兴奋细胞电位发生改变或钙与心肌内收缩蛋白、血管平滑肌内钙调蛋白等钙敏蛋白的结合受抑或 Ca^{2+}-蛋白复合物的调节作用减弱,从而发挥一系列的药理学效应。

尽管理论上推测钙通道阻滞剂的作用部位绝非一处,但绝大部分钙通道阻滞剂是通过阻滞慢钙通道和慢钙-钠通道而减少 Ca^{2+} 进入胞内的,事实上,只有对钙通道有阻滞作用的药物也才真正具有治疗价值。现已有足够的证据表明,钙通道阻滞剂实际上具有药理学与治疗学的抑制部位仅是 VDC 中的 L 通道。不同钙通道阻滞剂对通道蛋白的结合位点可能不同,有学者认为硝苯地平等二氢吡啶类衍生物作用于通道外侧的膜孔蛋白,维拉帕米类药物作用于通道内侧的膜孔蛋白而与外侧膜孔蛋白受体的亲和力极低,硫氮䓬酮则主司通道的变构部位,从而改变钙离子通道的构象等。当然这一学说有待于更进一步证实。

各种不同组织及相同组织的不同部位(如心肌、冠状动脉、脑血管及外周血管)Ca^{2+} 转运途径不同、钙通道被活化的途径不一(VDC 或 ROC)、活化机制迥异(有的以 Ca^{2+} 内流为主、有的以胞内贮存 Ca^{2+} 释放为主)、膜稳定性不同(钙离子通道存在"静息""开放"和"灭活"3 种状态)及与药物的亲和力、离散度的差异,构成了钙通道阻滞剂对不同组织敏感性及临床适应证不同的基础,也是钙通道阻滞剂理效应不一的重要原因。

(二)药理作用

钙不仅为人体生理功能所必需,而且也参与或介导许多病理过程。细胞内 Ca^{2+} 过多(亦称钙"超载"),在高血压起病、心律失常形成、动脉粥样硬化发病及血管与心肌的脂氧化损伤等病理过程中起着重要作用。钙通道阻滞剂虽然作用不尽相同、作用机制未完全明了,但多种钙通道阻滞剂在不同程度上具有下述作用:①抑制心肌 Ca^{2+} 跨膜 SIC,使胞质内游离 Ca^{2+} 浓度下降、心肌收缩力减弱呈负性肌力作用,降低心肌耗能及耗氧。应当指出,不同的钙通道阻滞剂在整体动物实验中表现出来的负性肌力作用差异甚大,如硝苯地平由于舒张血管作用较强、甚至出现反射性增强心肌收缩力。②抑制窦房结自律性及减慢房室传导,呈现负性变时及负性变传导作用。③防止心肌细胞内 Ca^{2+} "超负荷"、保护心肌免遭脂氧化损伤,对缺血心肌有保护作用。④扩张冠状动脉、脑血管及肾动脉,促进冠状动脉侧支循环形成,改善心、脑和肾等重要脏器供血。⑤扩张肺及周围血管、降低总外周阻力,使血压、肺动脉压降低及心脏前、后负荷减轻;总体来讲,钙通道阻滞剂舒张动脉血管作用强于舒张静脉血管。⑥在某种程度上可减轻血管及心脏的重塑作用,使管壁顺应性增加、靶器官结构改变及功能损害减小。⑦抑制支气管、肠道及泌尿生殖道平滑肌、缓解平滑肌痉挛。⑧抑制血小板聚集,改进低氧血症时血流变异常,改善红细胞开变性。⑨对血脂代谢无不良影响,某些钙通道阻滞剂可升高高密度脂蛋白胆固醇(HDL-ch)或降低低密度脂蛋白胆固醇(LDL-ch)。⑩改善胰岛素抵抗、增加组织对胰岛素的敏感性。⑪可抑制血管平滑肌细胞增殖及向内膜下迁移,此与抑制动脉粥样硬化有关,二氢吡啶类药物有抑制和延缓粥样硬化进程的作用。⑫抑制兴奋-分泌偶联,影响多种腺体的分泌。⑬抑制内皮素分泌、减少前嘌呤物质丧失,维持细胞 Ca^{2+}、Na^+ 和 K^+ 平衡,减轻血管切应力损伤。⑭逆转心室肥厚及有轻度利钠、利尿作用。⑮硝苯地平、硫氮草酮、氨氯地平和维拉帕米对高血压患者的肾功能有短期良好作用。硫氮草酮对胰岛素依赖型和非依赖型糖尿病、肾病患者有减少尿蛋白分泌的作用。

需要指出的是,钙通道阻滞剂的上述作用除因药物不同而表现各异外,其在体内的净效应还取决于各种作用的相对强度及用药途径、剂量、体内反射机制等影响因素。

三、临床应用

近年来,随着临床与基础研究的不断深入,钙通道阻滞剂的应用范围越来越广,已由最初单纯治疗心血管疾病发展到应用于多个系统的多种疾病。

(一)高血压病

目前,钙通道阻滞剂已广泛用于高血压病的治疗,尤其是二氢吡啶类药物,由于其显效快、效果明显,血压下降平稳,长期使用有效,且对血脂、血糖、尿酸、肌酐及电解质等无不良影响,已被列为高血压治疗的一线药物。与其他降压药相比,钙通道阻滞剂更适合于年龄大、基础血压高、低肾素型及外周血管阻力高者,一般单用钙通道阻滞剂 $50\%\sim70\%$ 患者即可获得满意效果。钙通道阻滞剂与 β 受体阻滞剂、ACEI 及利尿剂配伍应用时其降压效果更好,可根据病情酌予选用。对高血压合并冠心病、心绞痛、心律失常、脑血管疾病及外周血管病者,选用相应的钙通道阻滞剂不仅能降低血压,而且对其并发症治疗也十分有效。但钙通道阻滞剂远期应用能否降低心血管并发症的发生,国际上尚未取得一致意见,仍有待于前瞻性大规模长效钙通道阻滞剂抗高血压临床试验加以验证。国内近期已结束的一项临床多中心研究观察了尼群地平对老年单纯收缩期高血压的影响,初步表明钙通道阻滞剂对高血压病脑血管并发症有降低发生率作用,但对心血管并发症的发生似乎影响不明显。

近来,有人认为在预防高血压患者主要心血管事件中,钙通道阻滞剂的作用不及β受体阻滞剂或小剂量噻嗪类利尿剂。美国一权威性荟萃资料分析了 9 个临床试验共 27 743 例患者,结果发现在降低血压方面,钙通道阻滞剂与β受体阻滞剂、ACEI 及噻嗪类利尿剂没有明显差异;但服用钙通道阻滞剂组的患者中,急性心肌梗死和心力衰竭发生的危险性分别增加了 26%,主要心血管事件危险增加了 11%。因此,Furburger 等认为,β受体阻滞剂、ACEI 及小剂量噻嗪类利尿剂仍然是治疗高血压的首选药物,只有在这些药物治疗失败或患者不能耐受时,才考虑换用钙通道阻滞剂。然而,2000 年公布的 NORDIL 试验便很快否定此说。NORDIL 试验证实,硫氮䓬酮在治疗高血压时与利尿剂、β受体阻滞剂比较,不仅同样具有显著减少心血管事件发生和死亡的效果,而且比利尿剂、β受体阻滞剂减少了 20% 的脑卒中发生率。硫氮䓬酮的良好疗效,可能与其逆转左心室肥厚、交感神经激活作用小及抑制心律失常等发生有关。针对伴有至少一项心血管高危因素的高血压患者进行治疗的 INSIGHT 试验更进一步证实,拜新同(一种长效的硝苯地平制剂)组和利尿剂(氢氯噻嗪和米吡嗪联用)组的终点事件(包括心肌梗死、中风、心血管病死亡和心力衰竭等)发生率没有差别,总的事件的发生率均为 12%,且拜新同单药治疗即可有效控制血压,长期用药无增加癌症和严重出血的危险性,从而确立了钙通道阻滞剂用药的安全性。上述资料充分说明,钙通道阻滞剂仍是可供选用的一线抗高血压药物,特别是其价格低廉、疗效可靠,更适合于国内治疗高血压病的应用。

目前,对钙通道阻滞剂降压应用的新趋势是:①第 3 代二氢吡啶类药物如氨氯地平、非洛地平等,降压有效而作用时间长;②非二氢吡啶类药物如维拉帕米,尤其是其缓释型制剂,虽然对心脏的选择性强,但能降低血浆去甲肾上腺素,因此,对应激状态及扩张周围血管,降压有独特作用;③短效的硝苯地平在降压治疗中对无明显并发症的老年人疗效较好,由于其交感激活作用,对大多数中青年患者不适用,已有两项前瞻性的临床试验对短效硝苯地平及利尿剂与 ACEI 的降压效果进行比较,发现 3 类药物的降压作用相同,但前者防止心血管事件的发生明显较后两者减少。此外,人们在临床实践中还发现,若二氢吡啶类药物降压无效时通常加服利尿剂不能增强其疗效;相反,高 Na^+ 饮食可加强其疗效,可能与钙通道阻滞剂有内源性钠利尿作用有关,当摄取 Na^+ 增加、体内 Na^+ 增高时也可调节钙通道阻滞剂受体的结合率。

降压谷峰值比率(T∶P)是 1988 年由美国食品药品监督管理局(FDA)提出的一项评价降压药优劣的指标,近年来已被作为降压药筛选与审批新药的标准。T∶P 亦即降压药最小与最大疗效之比率,提出此概念的目的在于强调稳态给药结束后血压应控制满意且降压作用须平稳维持 24 小时之久,以避免血压的过大波动。FDA 认为,理想的降压药谷值效应至少应为峰值效应的 50%,即 T∶P ≥50%。据报道缓释硝苯地平 10～30 mg,每天 1 次,T∶P 为 50%;氨氯地平 5～10 mg,每天 1 次,T∶P 为 66%;拉西地平的T∶P≥60%,提示钙通道阻滞剂是一类较为理想的降压药物。

(二)快速型心律失常

目前,用于治疗心律失常的钙通道阻滞剂均为有电生理效应的药物,如维拉帕米、盖洛帕米、硫氮草酮及哌克昔林等。其中,维拉帕米可抑制慢反应细胞的 V_{max},延缓房室结慢径路的传导,从而终止房室结双径路的折返激动,已成为目前治疗房室结内折返性心动过速的首选药物。对于房性心动过速、心房扑动和心房颤动患者,钙通道阻滞剂可通过抑制房室传导而减慢其心室率,一部分患者可转复为窦性心律。此外,钙通道阻滞剂尚可减轻延迟后除极的细胞内 Ca^{2+} 超负荷,阻断早期后除极的除极电流,抑制触发活动性心律失常,对部分室性心律失常有效。近年来,屡有报道,维拉帕米或硫氮草酮对缺血性再灌注心律失常有预防作用,对左心室肥厚所合并的恶性室性心律失常也有潜在的治疗价值,可防止患者猝死。

(三)缺血性心绞痛及动脉粥样硬化

大多数钙通道阻滞剂具有扩张冠状动脉、解除冠状动脉痉挛、增加冠脉血流作用,并能降低心脏前、后负荷及减弱心肌收缩力,从而减少心肌氧耗量、恢复氧供需平衡,因此可用于各种类型的心绞痛治疗,尤其对变异性心绞痛效果较好。目前,多数学者更趋向于选择维拉帕米、硫氮草酮及长效二氢吡啶类制剂,短效的硝苯地平已较少应用,因有报道部分患者用硝苯地平后心绞痛症状加重,这可能与用药后血压下降太大、冠状动脉血流灌注减少或反射性心率加快、不利于氧供求平衡有关,也可能系冠状动脉侧支循环再分布产生"窃血现象"所致。近年来,某些实验及临床研究提示,钙通道阻滞剂有"心血管保护作用",可抑制氧自由基所致的脂质过氧化作用,减轻缺血与再灌注损伤。已有资料证实,钙通道阻滞剂用于经皮冠脉腔内血管成形术(PTCA)及溶栓后的缺血再灌注治疗取得较好效果。

自 1981 年国外学者 Henry 和 Bentley 首次报道硝苯地平对实验性动脉粥样硬化的抑制作用以来,10 余年间钙通道阻滞剂的抗动脉粥样硬化作用日益受到关注。动脉粥样硬化是一缓慢的发病过程,其病理改变主要为动脉管壁的 Ca^{2+} 沉积(钙化)及由 Ca^{2+} 作为信息物质所介导的内皮细胞损害、脂质沉积、动脉中层平滑肌细胞增殖及迁移、血小板聚集,甚或血栓形成为其特征。钙通道阻滞剂通过减少 Ca^{2+} 沉积及细胞内 Ca^{2+} 超负荷,可有效地保护血管内皮细胞、维持胞膜的完整性与通透性,抑制血栓烷素 A_2(TXA_2)及内皮素(ET)形成、刺激前列环素(PGI_2)的释放,以此延缓或削弱动脉粥样硬化的发病。维拉帕米、硫氮䓬酮及大多数二氢吡啶类钙通道阻滞剂的抗动脉粥样硬化作用均曾有过报道。国际硝苯地平抗动脉粥样硬化研究(INTACT)发现,与安慰剂组比较,治疗 3 年时冠状动脉粥样硬化新生病灶的危险性降低 28%,继续治疗 3 年则新生病灶的危险性进一步减少 78%,证实硝苯地平可有效抑制冠状动脉粥样硬化的进程。

(四)心肌肥厚

钙通道阻滞剂应用于高血压性心脏病或肥厚型心肌病,不但能增加心肌活动的顺应性、改善心脏舒张功能,而且可减轻甚或逆转心肌肥厚,目前已证实对心肌纤维增殖有抑制作用的药物中,钙通道阻滞剂较大多数药物作用强而仅次于 ACEI 类。对于肥厚性梗阻型心肌病,钙通道阻滞剂治疗时并不增加其收缩期流出道的压力阶差。

(五)脑血管及中枢神经系统疾病

正常情况下大脑具有稳定的较高的氧代谢,维持人体中枢机能必须有充足的脑血流,否则,脑灌注不足经一定时间可迅速产生乳酸,酸中毒又使脑血流调节功能丧失,进而引起脑细胞代谢衰竭甚至导致坏死。已知,休息时神经元细胞内 Ca^{2+} 较胞外低 10^4 倍,胞内 Ca^{2+} 浓度常在脑缺血损伤时增加,而胞内 Ca^{2+} 超负荷则又加剧脑细胞损伤死亡,从而形成恶性循环。近年来大量研究证实,钙通道阻滞剂可抑制这一过程,并通过脑血管扩张作用改善脑血流供应,因而用于脑缺血、蛛网膜下腔出血、脑复苏及偏头痛取得一定效果,几组大型临床试验已就尼莫地平对缺血性脑卒中的作用得出肯定结论;最近,ASCZEPIOS 试验及 FIST 试验正分别对伊拉地平和氟桂利嗪的作用进行观察,希望不久即可得出结论。

(六)肺与肺动脉疾病

许多呼吸道疾病、肺循环障碍及急性微血管性肺损伤的病理生理均与 Ca^{2+} 有关,如过敏性哮喘时 IgE 介导的肥大细胞释放化学物质及炎症介质(兴奋-分泌偶联)、气管平滑肌痉挛与收缩(兴奋-收缩偶联)、某些血管活性介质的合成及神经冲动的传导等均受细胞内外 Ca^{2+} 的调节,Ca^{2+} 还影响某些趋化作用物质(如白细胞介素)的合成与释放,因而,钙通道阻滞剂对呼吸系统疾病的治疗及预防价值受到广泛重视。实验研究及临床观察发现,钙通道阻滞剂可抑制化学递质及气管平滑肌组胺的释放、TXA_2 和 PGF_2 等所诱发的气道平滑肌痉挛,并能抑制冷空气及运动诱导的支气管痉挛,从而减轻支气管哮喘发作。但总的说来,钙通道阻滞剂对呼吸道平滑肌的舒张效应较小,现今仍不能作为一线药物应用。不过,其新一代制剂尤其是气雾剂可能有更大作用。

目前,钙通道阻滞剂对原发性或继发性肺动脉高压的作用虽然报告不多,对病程及预后的影响尚缺乏长期对照研究,但钙通道阻滞剂尤其是硝苯地平对慢性阻塞性肺病的肺动脉高压可降低肺血管阻力,在选择性病例确可改善症状及血流动力学效应,其次研究较多的药物为硫氮䓬酮,但药物的选用剂量及投药方式各家报道不一,尚有待于进一步探讨。

(七)其他

钙通道阻滞剂对肾脏的保护作用、在胃肠道及泌尿生殖系统疾病中的应用等也受到广泛重视并取得重大进展,但仍需不断完善资料及进行长期的对照观察。

四、钙通道阻滞剂在某些心脏疾病应用中的争议与评价

(一)心肌梗死

钙通道阻滞剂能否用于急性心肌梗死(AMI),目前意见不一。部分学者认为,钙通道阻滞剂用于 AMI 早期可限制或缩小梗死面积。1990 年的丹麦维拉帕米二次心肌梗死试验(DAVIT II)表明维拉帕米可减少再梗死;DAVIT I 及 DAVIT II 的汇集资料证实了维拉帕米治疗组患者心血管事件、死亡率及再梗死率均降低,其疗效类似于多数 β 受体阻滞剂。对于心电图显示的无 Q 波性心肌

梗死,早期(24～72小时)应用硫氮䓬酮可显著减少再次心肌梗死及梗死后难治性心绞痛的发生率,目前已引起临床广泛注意。最近,有人观察了维拉帕米与非洛地平对 AMI 后心率变异性的影响,提示维拉帕米能增加副交感神经活性、恢复交感与副交感神经的平衡,对 AMI 早期心率变异性有较好影响,而非洛地平则无此作用,这可能是维拉帕米改善 AMI 患者预后的重要原因之一。但也有相反报道认为,钙通道阻滞剂非但不能减少心肌梗死患者死亡与再梗死危险,反而能增加其死亡率。1995 年 3 月,Psaty 等在美国第 35 届心血管病流行病学与预防年会上提出,使用硝苯地平者与用利尿剂、β 受体阻滞剂比较,心肌梗死危险增加 60%;Furburger 等也收集了 16 个硝苯地平用于冠心病治疗的随机二级预防试验资料,于同年 9 月再次报告中等到大剂量的短效钙通道阻滞剂硝苯地平能增加冠心病死亡率,有学者并由此推及其他钙通道阻滞剂(特别是二氢吡啶类)也有类似的不良作用,曾一度引起学者们的关注。尽管 Braun 等曾于次年在世界著名的《美国学院心脏病杂志》撰文不支持所谓钙通道阻滞剂在治疗各类慢性冠心病时将会增加其死亡危险比率或对心肌梗死存活有不利影响的观点,Norman 也认为将大剂量短效硝苯地平(每天用量≥80 mg)的假定危险等同于已被证实对高血压和心绞痛有效而安全的合理剂量的长效钙通道阻滞剂,这种盲目扩大及不合理应用是错误的,但对于心肌梗死患者应用钙通道阻滞剂,医药界目前已引起重视并持审慎态度。多数学者认为,AMI 早期除非有适应证,否则不应常规使用钙通道阻滞剂,如需选用时当充分估计所选药物的负性肌力及对心率、血压及传导系统的影响。

(二)心功能不全

维拉帕米、硫氮䓬酮等有负性肌力的药物一般应避免应用于收缩功能障碍的充血性心力衰竭(CHF)患者,此早已成为人们的共识。已有研究证实维拉帕米可使 CHF 恶化,MDPIT 试验也表明硫氮䓬酮可增加心肌梗死后伴有左心室功能不全患者的病死率。然而,二氢吡啶类钙通道阻滞剂能否应用于 CHF 仍存有较大争议。起先人们认为,钙通道阻滞剂可使血管扩张、降低心脏前、后负荷以利于心脏做功,且可改善心肌缺血、防止心肌病变时的心肌细胞内 Ca^{2+} 积聚及局部微血管痉挛而出现的心肌局灶性坏死,因而钙通道阻滞剂可能有助于 CHF 的治疗,钙通道阻滞剂曾被推荐为治疗轻、中度 CHF 的首选药物,寄希望于 CHF 早期应用能阻止原发病的进一步发展恶化,在晚期则可降低心脏后负荷、改善心脏作功能力使 CHF 缓解,有学者观察到氨氯地平、非洛地平等可改善 CHF 患者的血流动力学效应;不过,随后的进一步观察却发现硝苯地平及某些二氢吡啶类药物使心功能恶化,究其原因时许多学者把钙通道阻滞剂对 CHF 的不利影响归咎于其负性肌力作用及反射性兴奋交感神经和激活肾素——血管紧张素系统的作用。目前尚无大规模的临床试验评价硝苯地平对 CHF 的远期影响。初步研究表明,新一代的血管选择性钙通道阻滞剂可缓解症状、提高运动耐量,其神经内分泌激活不明显。前瞻性随机氨氯地平存活评价(PRAISE)及 PRAISE 2 分别对氨氯地平在严重充血性心力衰竭中的作用及氨氯地平用于治疗心力衰竭患者的高血压或心绞痛的安全性进行了评价,试验结果提示人们:①尽管氨氯地平未加重患者的心力衰竭及增加心肌梗死、致命性心律失常或因严重心血管事件的住院率,但该药亦未能进一步改善心力衰竭患者预后,因而,在充分使用心力衰竭现代药物治疗的基础上,不宜将氨氯地平作为针对心力衰竭的常规治疗药物。②心力衰竭患者常合并控制不满意的高血压或心绞痛,此时,应首选 ACEI、利尿剂、β 受体阻滞剂等进行治疗。如果这些药物仍不能控制心力衰竭患者的高血压或心绞痛,或患者不能耐受这些药物时,使用长效钙通道阻滞剂氨氯地平是安全的,它与传统的短效钙通道阻滞剂不同,该药并不恶化心力衰竭患者的心功能或预后。

近些年来,随着对心脏功能研究的不断深入,对心功能不全的认识也有了较大提高,心脏舒张功能障碍及无症状心功能不全逐渐受到重视。肥厚型心肌病或高血压、冠心病的早期,心脏收缩功能可能正常,而心脏舒张功能已有损害,此时洋地黄等正性肌力药物的应用受到限制,越来越多的研究表明,维拉帕米、硫氮䓬酮及氨氯地平等可改善患者的舒张功能,显示了钙通道阻滞剂在改善心脏舒张功能方面的良好应用前景。

五、药物介绍

(一)维拉帕米及其同系物

本品为人工合成的罂粟碱衍化物,系最早被研究应用的钙通道阻滞剂,1962 年由 Hass 首先合成并用于临床。

1.化学结构

见图 2-1。

2.理化性质

本品为白色或类白色结晶性粉末,无臭、味苦,熔点为 141～145 ℃,溶于水、乙醇或丙酮,易溶于甲醇、氯仿,不溶于乙醚。5％水溶液 pH 为 4.5～6.5。

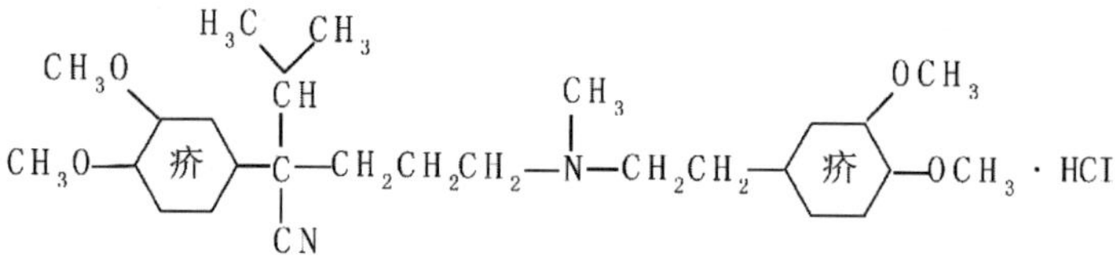

图 2-1　维拉帕米化学结构

3.药动学

静脉给予维拉帕米后 1～2 分钟即可测出血流动力学效应(血压降低)和电生理效应(P-R 间期延长),但前者效应时间短暂,5 分钟时低血压效应即达高峰,10～20 分钟作用消失;后者作用时间较长,其负性传导作用 10～20 分钟为顶峰,6 小时仍可测出,提示房室结组织对该药有明显的亲和力。维拉帕米血浆浓度＞75 ng/mL 时,阵发性室上性心动过速即可转复为窦性心律,一次静脉给药 0.1～0.15 mg/kg 即可达此浓度,继后按每分钟 0.005 mg/kg 静脉滴注,能较长时间地维持血浆治疗浓度。

口服维拉帕米几乎从胃肠道完全吸收,但由于通过肝脏时的首过效应,其生物利用度已降至 10％～35％。因此,欲得到与静脉注射给药相等的药理效果,口服剂量与静脉注射剂量应有明显差别,即口服剂量要比静脉注射大 8～10 倍才能达到相应的血液浓度。血清中 90％的维拉帕米与蛋白结合,半衰期为 3～7 小时不等。口服或静脉注射药物 70％以代谢产物的形式由肾脏排泄,15％经胃肠道排出,只有 3％～4％以原形在尿中出现。维拉帕米经肝脏通过 N-脱甲基作用和 N-脱羟基作用产生多种代谢产物,其主要代谢物去甲基维拉帕米的血流动力学效应和冠状动脉扩张作用强度较弱,活性仅为母体成分的 20％。此外,服用相同剂量的维拉帕米时,患者之间血浆中的浓度可有差异,但血浆浓度＞100 ng/mL 时,血浆浓度与疗效之间的相关性已甚小。

4.治疗学

(1)室上性快速型心律失常:维拉帕米阻抑心肌细胞膜钙慢通道,使钙内流受阻,可抑制窦房结和房室结慢反应细胞动作电位 4 位相自动除极化速率,降低其自律性并抑制动作电位 0 相除极速度和振幅,减慢冲动传导、延长房室传导时间,尤其使房室结有效不应期显著延长,使单向阻滞变为双向阻滞,从而消除折返,临床上用于阵发性室上性心动过速(PSVT),能有效地使其转复为窦性心律(有效率达 80％～90％),尤其是对房室结折返性 PSVT 更为有效,是紧急治疗 PSVT 患者的首选药物。对心房扑动或心房颤动患者,可减慢其心室率,个别患者可转复为窦性心律(心房颤动转复率仅 2%～3%)。

用法及用量:一般于 PSVT 发作时,首次静脉给予维拉帕米 3～5 mg(小儿)和 5～10 mg(成人),稀释于 10～20 mL 葡萄糖注射液中缓慢静脉推注,如无效时 20～30 分钟后可重复注射,总量不宜超过 20 mg。频繁发作 PSVT 的患者,继后以每天 320～480 mg 口服,可有效地预防复发;心房颤动或心房扑动患者,于初始注射 5～10 mg 后通常能减慢心室率至 80～110 次/分,此后可继续静脉滴注或口服维持此心率。

Fleckenstein 曾观察过 18 例心房扑动患者静脉注射维拉帕米 10 mg 的治疗效果,发现用药后 15 例心室率减慢(其中 4 例转为窦性心律),有效率为 83.3%,心房扑动转复率为 22.2%(4/18)。注意静脉注射给药期间应严密监测血压与心电图。对预激综合征合并的快速心律失常应根据电生理检查结果决定是否选用,本药对预激综合征并发 PSVT 而 QRS 波群不增宽者(心房激动经房室结正向传入心室),则疗效较好,可中止发作,否则应避免使用;对心房颤动或心房扑动合并预激综合征时,由于本药可使更多的心房激动经旁路传入心室,以致心室率增快甚或诱发心室颤动,故应忌用。本药对房性期前收缩有一定效果,对室性心律失常则效果较差。

(2)缺血性心脏病:维拉帕米通过 Ca^{2+} 拮抗作用松弛血管平滑肌,能有效地降低血管阻力、减轻心脏射血负荷及预防冠状动脉痉挛;另外,该药的负性变时及负性变力作用有利于降低心肌氧耗及增加舒张期冠状动脉血流灌注,对缺血性心脏病治疗有效,临床可用于劳力性心绞痛、变异性心绞痛及不稳定型心绞痛。劳力性心绞痛患者,平均每天剂量 240～480 mg,可有效地缓解劳力性心绞痛,其用量每天 320～480 mg 的疗效类似或优于 β 受体阻滞剂,对变异性心绞痛(平均口服剂量每天 450 mg)及不稳定型心绞痛(口服剂量每天 320～480 mg)也收到良好效果,其心绞痛发作次数和硝酸甘油用量减少,暂时性 ST 段偏移得以改善。一般应用方法:维拉帕米开始口服 40～80 mg,每 8 小时 1 次,以后递增至每天 240～360 mg 或更大耐受剂量。

(3)肥厚型心肌病:临床研究证实,维拉帕米不仅降低心脏后负荷、左心室与流出道间压力阶差及直接抑制心肌收缩力,而且能减轻甚或逆转心肌肥厚。近期一项研究观察了 7 例肥厚型心肌病患者每天口服维拉帕米 360 mg,连服 1 年、1 年半及 2 年时的治疗效果,发现患者不但临床症状(心前区疼痛、劳力性呼吸困难、晕厥)减轻,左心室顺应性改善,而且经电镜检查显示治疗后心肌细胞结构较前清晰、肌束走向紊乱变轻、肌原纤维排列仅轻度异常。还有研究报告维拉帕米在减轻左心室肥厚的同时可减少74％室性心律失常,并降低其严重性。

(4)轻、中度高血压:尤其适合于老年高血压患者的治疗。一般,治疗剂量为每天80～320 mg。治疗初期可口服维拉帕米40 mg,每天3次,若1周后无效渐增至80 mg,每天4次,一般于用药4周后血压趋于稳定在正常水平,其总有效率可达92.5％,心率由治疗前平均86次/分降至72次/分。血压稳定4周后可逐渐减至最小有效剂量维持治疗。

(5)应激状态或窦性心动过速:心率增加是处于应激状态的重要指标之一,心率增快常与高血压、TC及TG升高、体重指数升高、胰岛素抵抗、血糖升高及HDL-ch降低等密切相关,故心率增快是心血管病和死亡的一个独立危险因素。人心率的快慢与寿命的长短呈反比,故控制心率、祛除应激状态十分必要。目前认为,使用维拉帕米控制心率较使用β受体阻滞剂可能更好,因维拉帕米不会引起继发性血儿茶酚胺或去甲肾上腺素水平升高。用药方法:口服维拉帕米,使心率控制在50～60次/分。

(6)特发性室性心动过速:特发性室性心动过速主要指无器质性心脏病基础的分支性室性心动过速,室性心动过速发作时常表现为左束支阻滞合并电轴左偏或右偏。该类室性心动过速有时对其他抗心律失常药物反应不佳,而对维拉帕米的治疗反应良好,故有人又称之为"维拉帕米敏感性室性心动过速"。

5.药物相互作用

(1)与地高辛合用:维拉帕米可使地高辛的肾脏和非肾脏清除减少,它虽不影响肾小球滤过率,但可使地高辛的肾小管分泌明显下降,两药合用时,地高辛总清除率平均降低35％,血药浓度增加40％。有人指出,地高辛血药浓度增加发生在两药合用的14天之后。血清地高辛浓度的增加易导致洋地黄中毒,故有人主张两药应避免联合用药。若必须合用时应彼此减少各自的用量,或地高辛减少35％。

(2)与普萘洛尔合用:维拉帕米和普萘洛尔均有Ca^{2+}拮抗作用,前者可阻碍Ca^{2+}通过细胞膜,后者能抑制Ca^{2+}在肌浆网内摄取和释放,故两药合用时可产生相加的负性肌力、负性频率及负性传导作用,易诱发低血压、呼吸困难、心动过缓、心力衰竭甚或心脏停搏。一般应于维拉帕米停药2周后方可应用普萘洛尔。

(3)与硝酸酯类合用:维拉帕米与硝酸甘油合用,后者增加心率的不良反应可为前者所抵消,而治疗作用相加,故两者合用对治疗难治性心绞痛效果较好,但合并用药可引起血压轻度下降,应用时宜注意。

(4)与某些抗心律失常药合用:维拉帕米和奎尼丁合用时可发生直立性低血

压,两者合用治疗肥厚型心肌病时更是如此,这种不良反应可能是奎尼丁、α肾上腺素的阻滞效应和维拉帕米周围血管扩张的联合作用结果;同理丙吡胺与维拉帕米合用时也应小心;维拉帕米与胺碘酮合用,由于两者均可抑制窦房结自律性、房室传导和心肌收缩力,故可诱发心率减慢、房室传导阻滞、低血压和心力衰竭。

(5)与其他药物合用:维拉帕米增加血清卡马西平浓度,对血清卡马西平浓度稳态患者应避免长期使用;长期口服锂剂治疗者应用维拉帕米后血清锂浓度常可降低;维拉帕米还可增加异烷的心肌抑制作用及神经-肌肉阻滞剂的作用,亦增加茶碱的血浓度;肝酶诱导剂(如利福平、巴比妥类、苯妥英钠、扑痫酮和卡马西平)可使维拉帕米血浓度降低;磺吡酮明显增加维拉帕米的清除率,口服维拉帕米的生物利用度可从 27% 降低至 10%;抗癌药物慢性阻塞性肺疾病(环磷酰胺、长春新碱、丙卡巴肼和泼尼松)或 VAC(长春地辛、多柔比星和顺铂)化疗方案与维拉帕米合用时,维拉帕米的浓度-时间曲线下面积(AUC)降低 35%。

6.不良反应与防治

不良反应发生率为 9%～10%,严重反应需停药者仅占 1%。口服维拉帕米耐受良好,不良反应轻微,较常见的主要为胃部不适、便秘、眩晕、面部潮红、头痛、神经过敏和瘙痒,其中便秘和无症状的一度房室传导阻滞常超过半数,两种不良反应无须改变其用药,便秘可用缓泻剂(如麻子仁丸)加以控制,其余不良反应大多较轻,可稍减量或加用其他药物。个别患者可伴发踝部水肿,通常并非充血性心力衰竭的表现,可用缓和的利尿剂治疗。

静脉注射维拉帕米时,血压常有一过性轻度下降,偶可发生严重的低血压和房室传导障碍。有窦房结功能不良、传导系统疾病或已给予 β 受体阻滞剂的患者,静脉注射给药可引起严重的窦性心动过缓、心脏传导阻滞甚或心脏停搏。此外,充血性心力衰竭患者,维拉帕米可引起血流动力学恶化。上述情况一旦发生,应立即进行抢救。在大多数情况下,静脉注射阿托品(1 mg)可改善房室传导,葡萄糖酸钙 1～2 g 静脉注射(以等量 25% 葡萄糖注射液稀释至 10～20 mL,以小于每分钟 2 mL 速度注射)然后以 5 mmol/h 静脉滴注维持,有助于改善心力衰竭。血压低者可静脉滴注多巴胺,发生严重心动过缓时可肌内注射或静脉滴注异丙肾上腺素。药物治疗无效时应采用胸外心脏按压及心脏起搏暂时维持,直到维拉帕米短时间的作用消失为止。

充血性心力衰竭、病窦综合征、二至三度房室传导阻滞、洋地黄中毒和低血压患者应忌用。曾有维拉帕米引起肝脏毒性的报道,因此肝功能不良者应慎用。

7.制剂

片剂:40 mg。

注射剂(粉):5 mg。

(二)硝苯地平及其他二氢吡啶衍生物

1.化学结构

见图 2-2。

2.理化性质

本品为黄色针状结晶或结晶粉末,无臭、无味,熔点 171.5～173.5 ℃。不溶于水,微溶于甲醇、乙醇和乙醚,易溶于丙酮、氯仿和醋酸乙酯。遇光不稳定。

3.药动学

口服或舌下含服硝苯地平后几乎完全被吸收(＞90％),仅 20％～30％经门静脉为肝脏所摄取代谢,生物可用度达 65％以上。口服给药 15 分钟起效,1～1.5 小时血药浓度达高峰,作用时间可持续 4～8 小时;舌下给药 2～3 分钟起效,15～20 分钟达高峰。硝苯地平大部分与蛋白结合,转变为无活性的极性形式,其中绝大部分经氧化而成为一种"游离酸",小部分被转变为内环酯。代谢产物几乎 80％经肾排泄(其中 90％在 24 小时内排出);也有一部分经肠肝循环而被吸收,经胃肠道排泄的代谢产物占 15％;只有微量的原形硝苯地平在尿中出现。生物半衰期 4～5 小时,需多次给药始能达到有效血浓度。长期服用期间该药或其代谢产物无蓄积作用,对其他药物血浆浓度也不构成明显影响,故可与硝酸盐、β受体阻滞剂、地高辛、呋塞米、抗凝剂、抗高血压药及降血糖药合用。

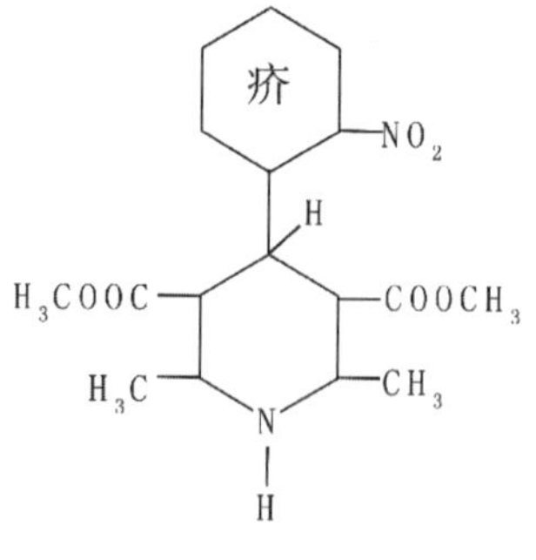

图 2-2　硝苯地平化学结构

拜新同控释片具有推拉渗透泵系统,可使药物恒定释放 16～18 小时,口服吸收好,一次给药后 6 小时达血药峰值并可使血药浓度平稳地维持 24 小时,生物利用度达 75％～85％。由于药物缓慢释放,血药浓度恒定而无普通制剂给药后的波峰效应,因而更适于临床应用。

4.治疗学

(1)药理作用:与维拉帕米不同,硝苯地平对心肌电生理特别是对传导系统没有明显的抑制作用,所以缺乏抗心律失常作用。它在整体条件下也不抑制心脏,其直接负性肌力作用可为交感神经系统反射性兴奋所完全抵消甚或表现为正性肌力作用。硝苯地平的突出效应在于松弛血管平滑肌、降低外周血管阻力,使动脉压下降,减轻左心室工作负荷及心室壁张力,从而降低心肌氧耗;同时使冠状动脉扩张、增加冠状动脉血流和改善对心肌的供氧。此外,硝苯地平尚有促进冠状动脉侧支循环及抗血小板聚集作用。

(2)临床应用。①轻、中度高血压及急症高血压:降压作用强大、迅速而完全,一般在给药后 30～60 分钟见效,维持时间达 3 小时。一般高血压患者,每天 20～60 mg,分 3～4 次口服,控释片 30～60 mg,每天 1 次;高血压危象或高血压伴有急性左心衰竭者,可立即舌下含服 10～20 mg,待血压下降并平稳后改为口服维持。②各种类型的心绞痛:硝苯地平广泛应用于变异型心绞痛,疗效高,能显著减少心绞痛的发作次数和硝酸甘油用量,长期口服治疗可控制 50% 心绞痛患者的发作,90% 的患者症状得以减轻;对慢性稳定型心绞痛效果亦佳,可使 70% 患者心绞痛改善,运动耐量增加 30%;不稳定型心绞痛(冠状动脉阻塞兼痉挛)患者,当住院用 β 受体阻滞剂或静脉滴注硝酸甘油无效时,选用硝苯地平通常可收到良好效果。此外,伴有窦房结功能不良、房室传导障碍的心绞痛患者,这些不适于维拉帕米治疗者仍可选用硝苯地平。剂量与用法:舌下、口服及静脉给药均可。舌下含服每次 10 mg,10 分钟即可起效;口服每次 10～20 mg,每天 3 次;静脉注射每次 1 mg。控释片每天 1 次给药 30～90 mg。③肺动脉高压:适于伴左至右分流的先心病肺动脉高压及原发性肺动脉高压,患者舌下含服硝苯地平1 小时后,肺动脉压、肺总阻力指数及肺血管阻力指数明显下降,心排血量、心排血指数及氧输送量明显增加,血流动力学指标有所改善。推荐用药剂量:体重＜30 kg 者一次 10 mg,30～60 kg 者一次 20 mg,＞60 kg 者一次 30 mg,碾碎舌下含化或口服,若耐受良好可长期服用,每天 120～240 mg,分次口服。④雷诺病:硝苯地平口服,每次 10～20 mg,每天 3 次,有效率可在 60%～88%。

5.不良反应与防治

不良反应主要由其扩张周围动脉所致。长期用药的患者 5% 出现头痛,其他不良反应尚有头晕、面色潮红、低血压、肢端麻木、恶心、呕吐、乏力、精神不振、牙龈肿胀及踝部水肿,因反应轻微,一般无须停药。硝苯地平所致的钠潴留,加

：两药合用时，由于β受体阻滞剂减弱了硝苯地平
的反射性心动过速作用，常有良好效果且不良反应减少，适用于高血压或缺血性
心脏病的治疗。

（2）与硝酸酯类合用：两药均可引起头痛、面红、心率加快及血压下降，当合
用治疗心绞痛时虽正性作用相加，但同时不良反应加重，故一般不提倡两药
合用。

（3）与阿司匹林合用：与阿司匹林并用能明显增强阿司匹林的抗血小板聚集
和抗血栓形成作用，并减少其用量和不良反应。两者并用的体内效果优于体外，
此可能与硝苯地平促使 PGI_2 生成、抑制 Ca^{2+} 内流及扩张血管作用有关，但亦应
注意，两者合用易诱发出血倾向。

（4）与其他药物：可使血清奎尼丁浓度明显降低，从而减弱奎尼丁的抗心律
失常作用，但停用硝苯地平后，血清奎尼丁浓度会反跳性增加；动物试验中，硝苯
地平与氟烷对离体大鼠心肌有相加的负性变力作用；西咪替丁可降低肝血流量，
是肝细胞微粒体药物代谢氧化酶的强力抑制剂，与硝苯地平联用时可降低硝苯
地平的清除率，合用时硝苯地平剂量应减少40%。

7.制剂

片剂：10 mg。控释片：20 mg；30 mg。胶囊剂：5 mg。

第三节　硝酸酯类药物

硝酸酯类药物是临床上应用的最古老的心血管药物之一，问世100多年以
来广泛应用于临床。1867年，英国爱丁堡的一名医师Lauder Brunton发现亚硝
酸戊酯有扩张小血管的作用，建议用于抗心肌缺血治疗。1879年William

54

Murrell 首次将硝酸甘油用于缓解心绞痛发作,并首先在 *Lancet* 上发表了硝酸酯类药物缓解心绞痛的文章,这一年也因此被确立为硝酸酯的首次临床应用年,迄今已有 140 多年的历史。随着时间的推移,人们对硝酸酯类药物的作用机制不断有了新的认识,如扩张冠状动脉血管的作用、扩张静脉血管的作用和抑制血小板聚集作用。近年来随着内皮源性舒张因子(EDRF)的研究进展,一氧化氮(NO)的形成在硝酸酯类作用机制中的地位日益受到重视,从而使硝酸酯成为与其他抗心绞痛药物有不同作用机制的一类药物。

随着对其作用机制的逐步认识,硝酸酯类药物的临床应用也越来越广泛。最初仅用于心绞痛的防治,后来扩大到心力衰竭和高血压的治疗。现在临床上硝酸酯类药物主要应用于心肌缺血综合征——心绞痛、冠状动脉痉挛、无痛性心肌缺血、急性心肌梗死等;充血性心力衰竭——急性或慢性;高血压——高血压急症,围术期高血压,老年收缩期高血压等。迄今为止,硝酸酯类药物仍是治疗冠心病中应用最广泛,疗效最可靠的一线药物。

硝酸酯类药物的常用剂型包括口服剂、舌下含化剂、吸入剂、静脉注射剂、经皮贴膜及贴膏等。目前国内外仍不断有新的不同的硝酸酯剂型的研制,硝酸酯在临床的应用仍大有前途。

目前将 NO 和不含酯键的硝普钠称为无机硝酸盐,而将含有酯键的硝酸酯类药物称为有机硝酸盐。

一、硝酸酯的作用机制

(一)血管扩张作用

硝酸酯能扩张心外膜狭窄的冠状动脉和侧支循环血管,使冠脉血流重新分布,增加缺血区域尤其是心内膜下的血流供应。在临床常用剂量范围内,不引起微动脉扩张,可避免"冠脉窃血"现象的发生。同时硝酸酯能降低肺静脉压力和肺毛细血管楔压,增加左心衰竭患者的每搏输出量和心排血量,改善心功能。

不同剂量的硝酸酯类药物作用于血管可产生不同的效应。

1.小剂量
小剂量扩张容量血管(静脉),使静脉回流减少,左心室舒张末压下降。

2.中等剂量
中等剂量扩张传输动脉(如心外膜下的冠状动脉)。

3.大剂量
大剂量扩张阻力小动脉,可降低血压。

(二)血管受体作用

硝酸酯是非内皮依赖性的血管扩张剂,无论内皮细胞功能是否正常,均可发挥明确的血管平滑肌舒张效应。因此,"硝酸酯受体"可能位于平滑肌细胞而不是在内皮细胞。硝酸酯进入血液循环后,通过特异性的代谢酶转化为活性的 NO,与血管平滑肌细胞膜上 NO 受体结合后,激活细胞内鸟苷酸环化酶(sGC),使环磷酸鸟苷(cGMP)浓度增加,Ca^{2+} 水平下降,引起血管平滑肌舒张。

(三)降低心肌氧耗量

硝酸酯扩张静脉血管,使血液贮存于外周静脉血管床,从而减少回心血量,降低心脏前负荷和室壁张力;扩张外周阻力小动脉,使动脉血压和心脏后负荷下降,从而降低心肌氧耗量。

(四)抗血小板作用

硝酸酯具有抗血小板聚集、抗栓、抗增殖、改善冠脉内皮功能和主动脉顺应性、降低主动脉收缩压等机制,亦可能在硝酸酯的抗缺血和改善心功能等作用中发挥协同效应。

新近研究表明,以治疗剂量静脉滴注硝酸甘油可在健康志愿者、不稳定性心绞痛及急性心肌梗死中抑制血小板聚集,但临床并未能证实其改善了心肌梗死患者的预后,说明硝酸酯这种抗血栓的作用临床意义十分有限。除静脉滴注给药途径外,硝酸甘油贴片亦可有效抑制血小板聚集,但口服硝酸甘油给药途径未能证实有抑制血小板聚集的作用。

二、硝酸酯类药物的分类与特点

(一)硝酸酯的生物利用度和半衰期

不同的硝酸酯剂型有不同的特点,因区别很大必须区别对待。作为一类药物,硝酸酯可以从黏膜、皮肤和胃肠道吸收。其基本剂型硝酸甘油的药代动力学特点很独特,半衰期仅有几分钟,可迅速从血液中消失,大部分在肝脏外转化为更长效的活性二硝基硝酸酯——二硝基异山梨醇酯。但是后者必须首先在肝脏转化为单硝基硝酸酯,其半衰期变为 4~6 小时并最终经肾脏排泄。因此单硝基硝酸酯制剂没有肝脏首过效应,生物利用度完全,目前被临床广泛应用。

(二)硝酸酯的分类与药代动力学特点

1.硝酸甘油

硝酸甘油经皮肤和口腔黏膜吸收,较少从消化道吸收。有舌下含片、静脉、口腔喷剂和透皮贴片等多种剂型。口服硝酸甘油,药物在肝脏内迅速代谢("首关效应"),生物利用度极低,约为 10%,因此口服硝酸甘油无效。舌下含服该药吸收迅速完全,生物利用度可达 80%,2~3 分钟起效,5 分钟达最大效应,作用持续 20~30 分钟,半衰期仅数分钟。硝酸甘油在肝脏迅速代谢为几乎无活性的两个中间产物 1,2-二硝酸甘油和 1,3-二硝酸甘油经肾脏排出,血液透析清除率低。

硝酸甘油含片性质不稳定,有效期约 3 个月,需避光保存于密闭的棕色小玻璃瓶中,每 3 个月更换一瓶新药。如舌下黏膜明显干燥需用水或盐水湿润,否则含化无效。含服时应尽可能取坐位,以免加重低血压反应。对心绞痛发作频繁者,应在大便或用力劳动前 5~10 分钟预防性含服。

硝酸甘油注射液须用 5% 的葡萄糖注射液或生理盐水稀释混匀后静脉滴注,不得直接静脉注射,且不能与其他药物混合。由于普通的聚氯乙烯输液器可大量吸附硝酸甘油溶液,使药物浓度损失达 40%~50%,因而需适当增大药物剂量以达到其血药浓度,或选用玻璃瓶及其他非吸附型的特殊输液器,静脉给药时须同时尽量避光。静脉滴注硝酸甘油起效迅速,清除代谢快,剂量易于控制和调整,加之直接进入血液循环,避免了肝脏首关清除效应等优点,因此在急性心肌缺血发作,急性心力衰竭和肺水肿等治疗中占据重要地位,但大量或连续使用可导致耐药,因而需小剂量、间断给药。长期使用后需停药时,应逐渐减量,以免发生反跳性心绞痛等。因药物过量而导致低血压时,应抬高双下肢,增加静脉回流,必要时可补充血容量及加用升高血压药物。

硝酸甘油贴膏是将硝酸甘油储在容器或膜片中经皮肤吸收向血中释放,给药 60~90 分钟达最大血药浓度,有效血药浓度可持续 2~24 小时或更长。尽管贴膏中硝酸甘油含量不一样,但 24 小时内释放的硝酸甘油量取决于贴膏覆盖的面积而不是硝酸甘油的含量。无论其含量如何,在 24 小时内所释放的硝酸甘油总量是 0.5 mg/cm^2。

硝酸甘油喷雾剂释放量为每次 0.4 mg,每瓶含 200 次用量。

2.硝酸异山梨酯

硝酸异山梨酯的常用剂型包括口服平片、缓释片,舌下含片及静脉制剂等。口服吸收完全,肝脏的首关清除效应明显,生物利用度为 20%~25%,平片 15~40 分钟起效,作用持续 2~6 小时;缓释片约 60 分钟起效,作用可持续 12 小时。舌下含服生物利用度约 60%,2~5 分钟起效,15 分钟达最大效应,作用持续 1~2 小时。硝酸异山梨酯母药分子的半衰期约 1 小时,活性弱,主要的药理学作用源于肝脏的活性代谢产物 5-单硝酸异山梨酯,半衰期 4～5 小时,而另一个代谢产物 2-单硝酸异山梨酯几乎无临床意义。代谢产物经肾排出,不能经血液透析清除。其静脉注射、舌下含服和口服的半衰期分别为 20 分钟、1 小时和 4 小时。

3.5-单硝基异山梨醇酯

5-单硝酸异山梨酯是晚近研制的新一代硝酸酯药物,临床剂型有口服平片和缓释片,在胃肠道吸收完全,无肝脏首关清除效应,生物利用度近乎 100%。母药无需经肝脏代谢,直接发挥药理学作用,平片 30～60 分钟起效,作用持续 3～6 小时,缓释片 60～90 分钟起效,作用可持续约 12 小时,半衰期为 4～5 小时。在肝脏经脱硝基为无活性产物,主要经肾脏排出,其次为胆汁排泄。肝病患者无药物蓄积现象,肾功能受损对本药清除亦无影响,可由血液透析清除。

由于 5-单硝酸异山梨酯口服无肝脏首关清除效应,静脉滴注的起效、达峰和达稳态的时间亦与同等剂量的口服片相似,因此 5-单硝酸异山梨酯静脉剂型缺乏临床应用前景,欧美国家亦无该剂型用于临床。

三、硝酸酯的应用范围与选用原则

(一)冠状动脉粥样硬化性心脏病

1.急性冠状动脉综合征

硝酸酯在急性 ST 段抬高型、非 ST 段抬高型心肌梗死及不稳定型心绞痛中的使用方法相似。对无禁忌证者应立即舌下含服硝酸甘油 0.3～0.6 mg,每 5 分钟重复 1 次,总量不超过 1.5 mg,同时评估静脉用药的必要性。在最初 24～48 小时内,进行性缺血、高血压和肺水肿可静脉滴注硝酸甘油,非吸附性输液器起始剂量 5～10 μg/min(普通聚氯乙烯输液器 25 μg/min),每 3～5 分钟以 5～10 μg/min 递增剂量,剂量上限一般不超过 200 μg/min。剂量调整主要依据缺血症状和体征的改善及是否达到血压效应。缺血症状或体征一旦减轻,则无须增加剂量,否则逐渐递增剂量至血压效应,既往血压正常者收缩压不应降至 14.7 kPa(110 mmHg)以下,基础为高血压者,平均动脉压的下降幅度不应超过 25%。连续静脉滴注 24 小时,即可产生耐药,临床若需长时间用药,应小剂量间断给药,缺血一旦缓解,即应逐渐减量,并向口服药过渡。在应用硝酸酯抗缺血治疗的同时,应尽可能加用改善预后的 β 受体阻滞剂和/或 ACEI。当出现血压下降等限制上述药物合用的情况时,应首先减停硝酸酯,为 β 受体阻滞剂或 ACEI 的使用提供空间。

在溶栓未成为 AMI 常规治疗前的 10 个随机临床试验结果显示,硝酸酯可使急性心肌梗死病死率降低 35％。而 GISSI-3 和 ISIS-4 两项大规模溶栓临床研究结果显示,在溶栓的基础上,加用硝酸酯没有进一步显著降低急性心肌梗死的病死率。PCI 围术期应用硝酸酯能否降低心肌梗死的病死率尚需更多临床研究证实。但因硝酸酯抗缺血、缓解心绞痛症状、改善心功能等作用明确,因此仍是目前急性心肌梗死抗缺血治疗不可或缺的药物之一。

2.慢性稳定性心绞痛

在慢性稳定性心绞痛的抗缺血治疗中,应首选 β 受体阻滞剂,当其存在禁忌证,或单药疗效欠佳时,可使用硝酸酯及或钙通道阻滞剂。临床实践中,通常采用联合用药进行抗心绞痛治疗。β 受体阻滞剂与硝酸酯联合可相互取长补短。硝酸酯降低血压和心脏后负荷后,可反射性增加交感活性,使心肌收缩力增强、心率增快,削弱其降低心肌耗氧量的作用,而 β 受体阻滞剂可抵消这一不良反应;β 受体阻滞剂通过抑制心肌收缩力、减慢心室率等,可显著降低心肌做功和耗氧量,但心率减慢,伴随舒张期延长,回心血量增加,使左心室舒张末期容积和室壁张力增加,部分抵消了其降低心肌氧耗的作用,硝酸酯扩张静脉血管,使回心血量减少,可克服 β 受体阻滞剂的这一不利因素。因此,两者合用较单独使用其中的任何一种可发挥更大的抗缺血效应。表 2-1 列出了用于心绞痛治疗的常用硝酸酯药物及剂量。

表 2-1　常用硝酸酯的抗心绞痛剂量

药物名称	用药途径	常用剂量(mg)	起效时间(分钟)	作用持续时间
硝酸甘油				
	舌下含服	0.3～0.6	2～3	20～30 分钟
	喷剂	0.4	2～3	20～30 分钟
	透皮贴片	5～10	30～60	8～12 小时
硝酸异山梨酯				
	舌下含服	2.5～15	2～5	1～2 小时
	口服平片	5～40,2～3 次/天	15～40	4～6 小时
	口服缓释制剂	40～80,1～2 次/天	60～90	10～14 小时
5-单硝酸异山梨酯				
	口服平片	10～20,2 次/天	30～60	3～6 小时
	口服缓释制剂	60～120,1 次/天	60～90	10～14 小时
		或 50～100,1 次/天	同上	同上

3.无症状性心肌缺血

无症状性心肌缺血亦称隐匿性心肌缺血,是指患者存在明确的缺血客观依据而无相应的临床症状,广泛存在于各类冠心病中。有典型心绞痛症状的心肌缺血仅是临床缺血事件的一小部分,大部分缺血事件均为隐匿性的,尤以老年人、糖尿病、女性和合并心力衰竭时多见。大量研究证明,频繁发作的一过性缺血(大部分为隐匿性)是急性冠脉综合征近期和远期不良预后的一个显著独立预测因素,可使死亡、再梗和再次血管重建术的危险增加 3～5 倍。因而,在临床实践中,尤其针对高危患者制订诊断和治疗策略时,只要缺血存在,无论是有症状的,还是隐匿性的,都应使用 β 受体阻滞剂、硝酸酯和/或钙通道阻滞剂等进行长期的抗缺血治疗。

预防和控制缺血发作是各类冠心病治疗的重要目标,硝酸酯是其中的重要组成部分,与改善生活方式,积极控制危险因素,合并使用抗血小板药、他汀类、β 受体阻滞剂和 ACEI 或 ARB 等药物,以及在高危患者中实施血管重建手术等综合措施联合应用,可明确改善冠心病患者的生活质量和预后。

(二)心力衰竭

1.慢性心力衰竭

在 β 受体阻滞剂、ACEI 或 ARB 及利尿剂等标准治疗的基础上,对仍有明显充血性症状的慢性收缩性心力衰竭患者可加用硝酸酯,以减轻静息或活动时的呼吸困难症状,改善运动耐量。临床研究证实肼屈嗪与硝酸异山梨酯联合应用(H-ISDN)可降低非洲裔美国慢性收缩性心力衰竭患者的病死率。因而目前指南推荐,左心室射血分数≤40％的中重度非洲裔美国心力衰竭患者,在 β 受体阻滞剂、ACEI 或 ARB 和利尿剂等标准治疗的基础上,如仍然存在明显临床症状,可加用 H-ISDN 改善预后。对于因低血压或肾功能不全无法耐受 ACEI 或 ARB 的有症状性心力衰竭患者,可选用 H-ISDN 作为替代治疗。但对于既往未使用过 ACEI 或 ARB,或对其可良好耐受者,不应以 H-ISDN 取而代之。硝酸酯亦可减轻左心室射血分数正常的舒张性心功能不全患者的呼吸困难等症状。

2.急性心力衰竭

硝酸甘油对不同原因包括 AMI 引起的急性肺水肿,有显著的疗效,但也含有加重血压下降及引起心动过速或过缓的危险。静脉硝酸甘油主要通过扩张静脉血管,降低心脏前负荷而迅速减轻肺瘀血,是治疗急性心力衰竭最为广泛的血管扩张药物之一,尤其适宜于合并高血压、冠状动脉缺血和重度二尖瓣关闭不全者。静脉应用硝酸甘油可以迅速根据临床和血流动力学反应增加或减少滴入量,常以 10～20 μg/min 作为起始剂量,最高可增至 200 μg/min。硝酸酯与常规方法联合应用治疗急性肺水肿已经成为临床常规疗法。

(三)高血压危象和围术期高血压

静脉硝酸甘油是指南推荐的为数不多的治疗高血压危象的静脉制剂之一,从 5 μg/min 起始,用药过程中持续严密监测血压,逐渐递增剂量,上限一般为100 μg/min,尤其适用于冠状动脉缺血伴高血压危象者,但切忌使血压急剧过度下降。静脉硝酸甘油亦常用于围术期的急性高血压治疗,尤其是实施冠状动脉旁路移植术者。

(四)不良反应与硝酸酯耐药性

1.不良反应及硝酸酯治疗无效

无效的原因很多,或因心绞痛严重性增加;或由于患者对硝酸酯治疗心肌缺血产生耐药性;也可能由于药片失效;或用法不当(有些含化剂不能口服,有些口服剂不能含化);动脉低氧血症,特别是在慢性肺部疾病(由于静脉血混入增加引起);及不能耐受(通常由于头痛)。也可能因口腔黏膜干燥影响药物吸收。硝酸酯若能在预计心绞痛发作前给予则更有效。当由于心动过速而影响硝酸酯疗效时,加用 β 受体阻滞剂结果更佳。在预防性应用长效作用硝酸酯时,耐受性往往是失效的原因。硝酸酯的常见不良反应,见表 2-2。

表 2-2　硝酸酯应用中的不良反应与禁忌证

项目	分类	内容
不良反应		
	严重不良反应	前后负荷减少可引起晕厥和低血压;若饮酒或与其他血管扩张剂合用尤甚,须平卧治疗。心动过速常见,但偶在 AMI 时见到意外的心动过缓。低血压可引起脑缺血。长期大剂量应用可引起罕见正铁血红蛋白血症,须用静脉亚甲蓝治疗。大剂量静脉硝酸酯,可引起对肝素的耐药性
	其他不良反应	头痛、面潮红等,舌下用药可引起口臭,少见的皮疹
	产生耐受性	连续性疗法及大剂量频繁疗法可导致耐受性,低剂量间断疗法可避免,不同类型的硝酸酯之间存在交叉耐受性
	减药综合征	已见于军火工人,减去硝酸酯后可加重症状及猝死,临床也可见到类似证据,因此长期硝酸酯治疗必须逐渐停药。用偏心剂量法时,停药间期心绞痛复发率很低
禁忌证		

项目	分类	内容
	绝对禁忌证	对硝酸酯过敏;急性下壁合并右心室心肌梗死;收缩压<12.0 kPa(90 mmHg)的严重低血压状态;肥厚性梗阻型心肌病伴左心室流出道重度固定梗阻;重度主动脉瓣和二尖瓣狭窄;心脏压塞或缩窄性心包;已使用磷酸二酯酶抑制剂者;颅内压增高
	相对禁忌证	循环低灌注状态;心室率<50次/分,或>110次/分;青光眼;肺心病合并动脉低氧血症;重度贫血

使用长效硝酸酯失效的两个主要原因如下。

(1)出现耐药性:处理办法是逐渐减少给药剂量和次数直到造成没有硝酸甘油的间期。

(2)病情加重:处理办法是在去除诱因如高血压、心房颤动或贫血的同时联合用药,以及考虑介入或手术治疗。

2.硝酸酯耐药性

硝酸酯的耐药性是指连续使用硝酸酯后血流动力学和抗缺血效应的迅速减弱乃至消失的现象。可分为假性耐药、真性耐药亦称血管性耐药及交叉性耐药3类。假性耐药发生于短期(1天)连续使用后,可能与交感-肾素-血管紧张素-醛固酮系统等神经激素的反向调节和血管容量增加有关。血管性耐药最为普遍,发生于长期(3天以上)连续使用后引起血管结构和功能的改变。交叉性耐药是指使用一种硝酸酯后,抑制或削弱其他硝酸酯或 NO 供体性血管扩张剂及内源性 NO 等的作用,两者发生机制相似,可能与血管内过氧化物生成过多及生物活化/转化过程异常等有关,如巯基耗竭可导致硝酸酯在血管内的生物转化异常而引发耐药。硝酸酯一旦发生耐药不仅影响临床疗效,而且可能加剧内皮功能损害,对预后产生不利影响,因此长期使用硝酸酯时必须采用非耐药方法给药。

任何剂型的硝酸酯使用不正确均可导致耐药,如连续 24 小时静脉滴注硝酸甘油,或不撤除透皮贴剂,以非耐药方式口服几个剂量的硝酸异山梨酯或 5-单硝酸异山梨酯等。早在 1888 年这一现象即被报告,随着硝酸酯的广泛应用,这一问题日益突出,但确切机制目前仍未明确。已有大量的证据说明,如果持续维持血液中高浓度硝酸酯则必定出现对硝酸酯的耐药性,因此偏心剂量法间歇治疗已成为标准治疗法。

3.硝酸酯耐药性的预防

预防硝酸酯耐药性的常用方法如下。

(1)小剂量、间断使用静脉硝酸甘油及硝酸异山梨酯,每天提供 10～12 小时的无药期。

(2)每天使用 12 小时硝酸甘油透皮贴剂后及时撤除。

(3)偏心方法口服硝酸酯,保证 10～12 小时的无硝酸酯浓度期或低硝酸酯浓度期,给药方法可参考表 2-3。上述方法疗效确切,在临床中使用最为广泛。

表 2-3　避免硝酸酯耐药性的偏心给药方法

药物名称	用药途径	给药方法
硝酸甘油		
	静脉滴注	连续点滴 10～12 小时后停药,空出 10～12 小时的无药期
	透皮贴片	贴敷 10～12 小时后撤除,空出 10～12 小时的无药期
硝酸异山梨酯		
	静脉滴注	连续点滴 10～12 小时后停药,空出 10～12 小时的无药期
	口服平片	每天 3 次给药,每次给药间隔 5 小时:如 8 AM*,1 PM*,6 PM
		每天 4 次给药,每次给药间隔 4 小时:如 8 AM,12 AM,4 PM,8 PM
	口服缓释制剂	每天 2 次给药:8 AM,2 PM
5-单硝酸异山梨酯		
	口服平片	每天 2 次给药间隔 7～8 小时:如 8 AM,3 PM
	口服缓释制剂	每天 1 次给药:如 8AM

* AM:上午,PM:下午。

(4)有研究表明,巯基供体类药物、β 受体阻滞剂、他汀、ACEI 或 ARB 及肼屈嗪等药物可能对预防硝酸酯的耐药性有益,同时这些又多是改善冠心病和心力衰竭预后的重要药物,因此提倡合并使用。在无硝酸酯覆盖的时段可加用 β 受体阻滞剂、钙通道阻滞剂等预防心绞痛和血管效应,心绞痛一旦发作可临时舌下含服硝酸甘油等终止发作。

四、药物间的相互作用

(一)药代动力学相互作用引起低血压

硝酸酯的药物相互作用主要是药代动力学方面的,例如心绞痛三联疗法(硝酸酯、β 受体阻滞剂和钙通道阻滞剂)的合用疗效可能因其降压作用相加导致低血压而减弱,这种反应的个体差异很大。有时仅用两种抗心绞痛药如地尔硫䓬和硝酸酯就可以引起中度低血压。另外常见的低血压反应是在急性心肌梗死,如发病早期 ACEI 与硝酸酯合用时,在下壁心梗或与 β 受体阻滞剂或溶栓剂合用时。

(二)与西地那非(伟哥)相互作用

硝酸酯与西地那非合用可引起严重的低血压,以至于西地那非的药物说明书中将其合用列为禁忌证。西地那非的降低血压作用平均可以达到 1.2/0.7 kPa (8.4/5.5 mmHg),当与硝酸酯合用时下降更多。性交的过程本身对心血管系统是增加负荷,若同时应用两药导致低血压时,偶可引起 AMI 的发生。慎用西地那非的患者包括有心肌梗死史、卒中史、低血压、高血压〔22.7/14.7 kPa (170/110 mmHg)〕及心力衰竭或不稳定心绞痛史者。当硝酸酯与西地那非合用发生低血压反应时,α 受体阻滞剂或甚至肾上腺素的应用都有必要。近期服用西地那非的患者发生急性冠脉综合征包括不稳定型心绞痛时,24 小时内最好不要用硝酸酯以防止低血压的发生。

(三)大剂量时与肝素相互作用

在不稳定心绞痛硝酸酯与肝素合用时,肝素的用量有可能会加大,原因是静脉硝酸酯制剂常含有丙二醇,大剂量应用可引起肝素抵抗。如静脉硝酸甘油 $>350~\mu g/min$ 时,会见到上述反应,而低剂量如 $50\sim60~\mu g/min$ 或用二硝酸异山梨酯时,均未见到肝素抵抗现象。

(四)与 tPA 的相互作用

有报告应用 tPA 溶栓的过程中,如果静脉应用较大剂量硝酸甘油($>100~\mu g/min$)时,tPA 疗效下降,再灌注率降低,临床事件增多,但尚需要更多的临床资料证实。

第三章　呼吸科常用药

第一节　抗感冒药

感冒是由多种病毒感染引起的一种常见的急性呼吸系统疾病,具有多发性、传染性、季节性等特点,临床表现以鼻塞、咳嗽、头痛、恶寒、发热、全身不适为主要特征。全年均可发病,尤以春季多见。

抗感冒药物泛指用于治疗感冒的各种药物,剂型、种类繁多,目前市场上销售的抗感冒药物大多是对症治疗。感冒初期由于病毒的侵入,鼻黏膜腺体分泌亢进,血管通透性增加,出现打喷嚏、流鼻涕现象,此时可根据症状选用抗组胺药物如苯海拉明、氯苯那敏、异丙嗪等。感冒发作期可出现发热、头痛、肌肉痛等症状,可用解热镇痛药如阿司匹林、对乙酰氨基酚、双氯芬酸、贝诺酯等缓解,如症状不能控制可加服抗病毒药物或抗感冒中成药。

一、解热镇痛抗炎药

解热镇痛抗炎药是一类具有解热镇痛,而且大多数还有抗炎、抗风湿作用的药物,在化学结构上与肾上腺皮质激素不同,又称为非甾体抗炎药(NSAIDs)。在抗感冒药物中,这类药物针对的主要是感冒中的发热症状,兼有止痛和减轻炎症反应的作用,其中以阿司匹林、对乙酰氨基酚、双氯芬酸等的解热作用较好,对乙酰氨基酚没有减少炎症反应的作用。

(一)应用原则与注意事项

1.应用原则

(1)用药时限:此类药物用于解热一般限定服用 3 天,用于止痛限定服用 5 天,如症状未缓解或消失应及时向医师咨询,不得长期服用。

（2）使用一种解热镇痛药时避免同时服用其他含有解热镇痛药成分的药品，以免造成肝损伤等不良反应。

2.注意事项

（1）应用解热镇痛药属于对症治疗，并不能解除疾病的致病原因，由于用药后改变了体温，可掩盖病情，影响疾病的诊断，应引以重视。

（2）该类药物很多都对胃肠道有不良反应，其中阿司匹林对胃肠道的刺激性最大。为避免药品对胃肠道的刺激，应在餐后服药，不宜空腹服药。

（3）关注特殊人群用药：高龄患者、孕妇及哺乳期妇女、肝肾功能不全的患者、血小板减少症患者、有出血倾向的患者及有上消化道出血和/或穿孔病史的患者应慎用或禁用本类药物。对有特异体质者，使用后可能发生皮疹、血管性水肿和哮喘等反应，应当慎用。患有胃十二指肠溃疡者应当慎用或不用。

（4）应用本类药物时应严格掌握用量，避免滥用，老年人应适当减量，并注意间隔一定的时间（4～6小时），同时在解热时多饮水和及时补充电解质。

（5）本类药物中大多数之间有交叉变态反应。

（6）使用本类药物时不宜饮酒或饮用含有酒精的饮料。

（二）药物特征比较

儿童和青少年在病毒感染时如果使用阿司匹林退热，可能会发生一种罕见但可致死的不良反应（瑞氏综合征，表现为严重的肝损害和脑病），因此为孩子选择退热药请避免阿司匹林，而以选择对乙酰氨基酚为好。呼吸系统疾病常用解热镇痛抗炎药的比较见表 3-1。

表 3-1　呼吸系统疾病常用解热镇痛抗炎药的比较

药物	作用和应用			不良反应		
	解热镇痛	抗炎	其他应用	肠道（出血）	过敏	其他
阿司匹林	+++	+++	抑制血小板聚集、抗血栓形成	+++	++	凝血功能障碍、水杨酸反应
对乙酰氨基酚	+++ 缓慢持久	±	感冒发热复方制剂		+	高铁血红蛋白症、肝坏死
吲哚美辛	++++	+++	其他药物不能耐受或疗效不佳的病例、癌性发热	+++	++	中枢神经系统、造血系统
布洛芬	++	+++	风湿性、类风湿关节炎	±		视力模糊、头痛

续表

药物	作用和应用			不良反应		
	解热镇痛	抗炎	其他应用	肠道(出血)	过敏	其他
萘普生	++++	++++	不能耐受阿司匹林、吲哚美辛的病例	++		少而轻

二、减轻鼻黏膜充血药

拟交感神经药被广泛用作普通感冒症状的减轻鼻黏膜充血药,它们通过α肾上腺素能效应选择性地收缩鼻黏膜血管,使局部血流重新分配,减轻鼻窦、鼻黏膜血管充血,解除鼻塞症状,有助于保持咽鼓管和窦口通畅,减轻流涕、打喷嚏等症状。麻黄碱和去氧肾上腺素、羟甲唑啉、萘甲唑啉和赛洛唑啉等拟交感神经药能局部以滴鼻或喷雾形式给药,伪麻黄碱等可以口服。

(一)应用原则与注意事项

1.应用原则

(1)禁使用所有含有盐酸苯丙醇胺(PPA)的药物。

(2)伪麻黄碱属于"兴奋剂类管制品种""易制毒类化学品",生产、经营和使用按有关规定执行。

(3)局部用药应限制在7天以内。

2.注意事项

(1)关注不良反应:这种药物的不良反应主要表现在心脑血管系统,如头痛、心悸、血压升高等。大剂量可引发期前收缩、心动过速,甚至心室颤动,故患有甲状腺功能亢进、器质性心脏病、高血压、心绞痛者的患者禁用含此成分的抗感冒药。

(2)关注不适宜人群:婴幼儿不宜使用;心血管疾病患者慎用。

(二)伪麻黄碱

1.别称

假麻黄碱,异麻黄碱,伪麻黄素。

2.药理作用

本品通过促进去甲肾上腺素的释放,间接发挥拟交感神经作用;能选择性地收缩上呼吸道毛细血管,消除鼻咽部黏膜充血、肿胀,减轻鼻塞症状,对全身其他脏器的血管无明显的收缩作用,对心率、心律、血压和中枢神经无明显影响。

3.药动学

服药后 2～3 小时血药浓度达高峰。部分代谢为无活性的代谢产物,55%～75%以原形从尿中排泄。其半衰期随尿液 pH 的改变而异。

4.适应证

用于减轻感冒、鼻炎(包括过敏性鼻炎)及鼻窦炎引起的鼻充血症状。

5.用法用量

口服,成人一次 0.12 g,一天 2 次。

6.不良反应

有较轻的兴奋作用、失眠、头痛。

7.禁忌证

严重的高血压、冠心病、服用单胺氧化酶抑制剂及对盐酸伪麻黄碱敏感或不能耐受的患者禁用。

8.药物相互作用

(1)本品可加强肾上腺素的作用,如用本品后需用肾上腺素,则应减量。

(2)本品可增加糖皮质激素的代谢。

(3)与洋地黄合用可致心律失常。

(4)与多沙普仑合用,两者的加压作用均增强。

9.注意事项

避免与其他拟交感神经药和减轻鼻黏膜充血药同时使用。

10.特殊人群用药

孕妇、哺乳期妇女、老年患者慎用。

(三)药物特征比较

口服和局部用药在药效上无明显差异,但局部用药可能会有充血症状反弹的情况,特别是长时间应用后,而口服给药没有反弹情况出现,但更有可能出现全身性的不良反应,并且在药物相互作用方面有更高的风险。

三、抗组胺药

本节所指的抗组胺药是指能选择性地阻断组胺 H_1 受体、拮抗组胺的作用而产生抗组胺效应的一类药物,主要用于治疗过敏性鼻炎、过敏性结膜炎及过敏性皮肤病等。按其化学结构可分为烃胺类、乙醇胺类、乙二胺类、吩噻嗪类、哌嗪类及其他类。

感冒初期感冒病毒刺激机体释放出组胺,造成流涕、咳嗽和痰多等症状,所以常用的感冒药中多含有抗组胺成分,如氯苯那敏、苯海拉明、氯雷他定和西替利嗪等。本类药物通过阻断组胺受体抑制小血管扩张,降低血管通透性,有助于消除或减轻普通感冒患者的打喷嚏和流涕等症状。

(一)应用原则与注意事项

1.应用原则

(1)根据临床疾病的特点选择用药:变态反应紧急阶段有生命威胁时应首先用生理性拮抗剂,如肾上腺素;重度变态反应可选用高效、速效的第二代抗组胺药,如西替利嗪、咪唑斯汀等;一般,变态反应且非驾驶或高空作业者可选用第一代抗组胺药,如氯苯那敏、异丙嗪等;慢性变态反应可选用高效、长效的抗组胺药,如阿司咪唑、酮替芬、曲尼司特和多塞平等。

(2)抗组胺药治疗慢性过敏性皮肤病宜交替或联合应用,以增强抗过敏效果,如同时应用两种或几种抗组胺应选择不同类者。

(3)白天宜用新型的无嗜睡作用的药物;睡前服用传统的抗组胺药,使夜间睡眠良好。

(4)从抗组胺的不良反应选择用药:不应与红霉素、克拉霉素、交沙霉素和伊曲康唑等多种药物合用,因其降低了抗组胺药的代谢,增加室性心律失常的危险,尤其是出现尖端扭转。

(5)老年人应使无抗胆碱作用的药物,应避免使用苯海拉明、赛庚啶和异丙嗪等,可选用酮替芬、桂利嗪、氯雷他定和咪唑斯汀等。儿童宜使用对中枢系统作用轻、不良反应少和服药方便的糖浆类较好,如可用曲普利啶、氯苯那敏和酮替芬等。

2.注意事项

(1)抗组胺药能减少支气管分泌,继而可能形成黏稠的痰液栓,因此不能治疗排痰性咳嗽。

(2)关注不良反应:抗组胺药的常见不良反应包括中枢抑制作用,传统的抗组胺药可通过血-脑屏障进入中枢,有明显的中枢抑制作用,所以驾驶员、高空作业人员、机械操作者及参赛前的运动员不宜服用本类药物。

(3)应用此类药物剂量不要过大,否则可出现中枢神经系统抑制症状;尽可能避免与复方感冒制剂同时使用,因为许多复方感冒制剂中含有氯苯那敏等抗组胺药。

(4)避免与对中枢神经系统有抑制作用的饮料(如酒)、镇静催眠抗惊厥药(如地西泮)和抗精神失常药(如氯丙嗪)同用,否则有可能引起头晕、全身乏力、运动失调、视力模糊和复视等中枢神经过度抑制症状,儿童、老年人和体弱者更易发生。

(5)关注药物相互作用:避免与抗胆碱类(如阿托品)、三环类抗抑郁药(如阿米替林)同用,否则可出现口渴、便秘、排尿困难、心动过缓、青光眼症状加重和记忆功能障碍等有不良反应。

(6)关注不适宜人群:患闭角型青光眼、尿潴留、前列腺增生、幽门十二指肠梗阻和癫痫的患者,以及孕妇和哺乳期妇女慎用。新生儿和早产儿对本类药物抗胆碱作用的敏感性较高,不宜使用。

(二)异丙嗪

1.别称

非那根,茶氯酸异丙嗪,茶异丙嗪。

2.药理作用

本品具有抗组胺、止吐、抗晕动症、镇静催眠作用。

3.药动学

本品肌内注射或口服吸收良好,用药后2～3小时血药浓度达峰值,肝脏首关代谢显著,生物利用度较低,体内分布广泛,可透过血-脑屏障和胎盘屏障,并可经乳汁分泌。血浆蛋白结合率高(76%～93%),代谢机制多样,主要以代谢物的形式经尿及胆汁缓慢排泄,消除半衰期为5～14小时。

4.适应证

(1)抗过敏,适用于各种过敏性症(如哮喘、荨麻疹等)。

(2)用于晕动病,防治晕车、晕船、晕飞机。

(3)用于麻醉和手术前后的辅助治疗,包括镇静、催眠、镇痛、止吐。

(4)用于防治放射病性或药源性恶心、呕吐。

5.用法用量

(1)口服。①成人:一次12.5 mg,一天4次,餐后及睡前服用,必要时睡前可增至25 mg。②儿童:常用量为按体重一次0.125 mg/kg或按体表面积3.75 mg/m²,每4～6小时1次。

(2)肌内注射:成人与小儿用法用量如下。

成人:①抗过敏,一次25 mg,必要时2～4小时后重复;严重过敏时可肌内注射25～50 mg,最高量不得超过100 mg。在特殊紧急的情况下,可用灭菌注射用水稀释至0.25%,缓慢静脉注射。②止吐,12.5～25 mg,必要时每4小时重复1次。③镇静催眠,一次25～50 mg。

小儿:①抗过敏,按体重一次 0.125 mg/kg 或按体表面积 3.75 mg/m²,每 4～6 小时 1 次。②止吐,按体重一次 0.25～0.5 mg/kg 或按体表面积 7.5～15 mg/m²,必要时每 4～6 小时重复;或一次 12.5～25 mg,必要时每 4～6 小时重复。③镇静催眠,必要时按体重一次 0.5～1 mg/kg 或一次 12.5～25 mg。④抗眩晕,睡前可按需给予,按体重 0.25～0.5 mg/kg 或按体表面积 7.5～15 mg/m²;或一次 6.25～12.5 mg,一天 3 次。

6.不良反应

常见嗜睡、视物模糊或色盲(轻度)、眩晕、口鼻咽干燥、耳鸣、皮疹、胃痛或胃部不适感、反应迟钝(儿童多见)、低血压、恶心或呕吐,甚至出现黄疸。还可增加皮肤光敏性、噩梦、易兴奋、易激动、幻觉、中毒性谵妄,儿童易发生锥体外系反应。少见血压增高、白细胞减少、粒细胞减少症及再生障碍性贫血。

7.禁忌证

对本品过敏者禁用。

8.药物相互作用

(1)与其他中枢神经抑制药(特别是麻醉药、巴比妥类、单胺氧化酶抑制药或三环类抗抑郁药)同用时可相互增强效应,用量要另行调整。

(2)与抗胆碱类药物(特别是阿托品类药)同用时,本药的抗毒蕈碱样效应可增强。

(3)与溴苄胺、异喹胍或胍乙啶等同用时,后者的降压效应增强;与肾上腺素同用时,后者的 α 肾上腺素能作用可被阻断,使 β 肾上腺素能作用占优势。

(4)顺铂、水杨酸制剂、万古霉素、巴龙霉素及其他氨基糖苷类抗生素等具有耳毒性的药物与本药同用时,以上药物的耳毒性症状可被掩盖。

(5)不宜与茶碱及生物碱类药物同时配伍注射。

9.注意事项

(1)对吩噻嗪类药高度过敏者对本品也过敏。

(2)下列情况应慎用:肝功能不全和各类肝脏疾病患者,肾衰竭患者,急性哮喘,膀胱颈部梗阻,骨髓抑制,心血管疾病,昏迷,闭角型青光眼,高血压,胃溃疡,前列腺肥大症状明显者,幽门或十二指肠梗阻,呼吸系统疾病(尤其是儿童服用本品后痰液黏稠,影响排痰,并可抑制咳嗽反射),癫痫患者(注射给药时可增加抽搐的严重程度),黄疸,瑞氏综合征(异丙嗪所致的锥体外系症状易与瑞氏综合征相混淆)。

(3)应用异丙嗪时,应特别注意有无肠梗阻或药物过量、中毒等问题,因其症状体征可被异丙嗪的镇吐作用所掩盖。

10.特殊人群用药

(1)孕妇、哺乳期妇女:孕妇在临产前1~2周应停用此药;哺乳期妇女慎用。

(2)老年人:老年人使用本药后易发生头晕、呆滞、精神错乱和低血压,还可出现锥体外系症状(特别是帕金森病、静坐不能和持续性运动障碍),这种情况在用量过大或胃肠道外给药时更易发生。

(3)儿童:一般的抗组胺药对婴儿特别是新生儿和早产儿有较大的危险性;<3个月的婴儿体内的药物代谢酶不足,不宜应用本品。

(三)苯海拉明

1.别称

苯那君、苯那坐尔、二苯甲氧乙胺和可他敏。

2.药理作用

本品具有抗组胺、中枢抑制、镇咳、抗M胆碱样作用,以及降低毛细血管渗出、消肿、止痒等作用。

3.药动学

本品可口服或注射给药,吸收快而完全。口服的生物利用度为50%,15~60分钟起效,3小时达血药峰浓度,作用可维持4~6小时。本品在体内分布广泛,蛋白结合率高,代谢机制多样,主要经尿以代谢物的形式排出,原形药很少。

4.适应证

(1)急性重症变态反应,可减轻输血或血浆所致的变态反应。

(2)手术后药物引起的恶心、呕吐。

(3)帕金森病和锥体外系症状。

(4)牙科局麻,当患者对常用的局麻药高度过敏时,1%苯海拉明液可作为牙科用局麻药。

(5)其他变态反应病不宜口服用药者。

5.用法用量

(1)口服:一般1次25~50 mg,一天2~3次,餐后服用。

(2)深部肌内注射:1次20 mg,一天1~2次。

6.不良反应

常见中枢神经抑制作用、共济失调、恶心、呕吐、食欲减退等;少见气急、胸闷、咳嗽、肌张力障碍等;有报道给药后可发生牙关紧闭并伴喉痉挛;偶可引起皮疹、粒细胞减少、贫血及心律失常。

7.禁忌证

对本品过敏或对其他乙醇胺类药物高度过敏者;重症肌无力者;驾驶车船、从事高空作业、机械作业者工作期间禁用。新生儿和早产儿禁用。

8.药物相互作用

(1)本品可短暂影响巴比妥类药和磺胺醋酰钠等的吸收。

(2)和对氨基水杨酸钠同用可降低后者的血药浓度。

(3)可增强中枢神经抑制药的作用。

9.注意事项

(1)肾衰竭时,给药的间隔时间应延长。

(2)本品的镇吐作用可给某些疾病的诊断造成困难。

10.特殊人群用药

(1)孕妇慎用,哺乳期妇女不宜使用。

(2)老年人慎用。

(3)新生儿和早产儿禁用。

(四)氯苯那敏

1.别称

扑尔敏,氯苯吡胺,氯屈米通,马来那敏。

2.药理作用

本药为烃烷基胺类抗组胺药。其特点是抗组胺作用强,用量少,具有中等程度的镇静作用和抗胆碱作用。

3.药动学

可口服或注射给药,口服吸收快而完全,生物利用度为 25%～50%,血浆蛋白结合率为 72%。口服后 15～60 分钟起效,肌内注射后 5～10 分钟起效,消除相半衰期为 12～15 小时,作用维持 4～6 小时。主要经肝脏代谢,其代谢物经尿液、粪便及汗液排泄。本品亦可随乳汁分泌。

4.适应证

(1)皮肤过敏症如荨麻疹、湿疹、皮炎、药疹、皮肤瘙痒症、神经性皮炎、虫咬症、日光性皮炎。

(2)过敏性鼻炎。

(3)药物和食物过敏。

5.用法用量

(1)口服:成人一次 4 mg,一天 3 次。

(2)肌内注射:一次 5～20 mg,一天 1～2 次。

6.不良反应

主要有嗜睡、口渴、多尿、咽喉痛、困倦、虚弱感、心悸、皮肤瘀斑、出血倾向。

7.禁忌证

对本品过敏者,高空作业者、车辆驾驶人员、机械操作人员工作时间禁用。

8.药物相互作用

(1)同时饮酒或服用中枢神经抑制药可使抗组胺药的药效增强。

(2)本品可增强金刚烷胺、抗胆碱药、氟哌啶醇、吩噻嗪类及拟交感神经药等的作用。

(3)奎尼丁和本品同用,其类似于阿托品样的效应加剧。

(4)本品和三环类抗抑郁药物同用时可使后者增效。

9.注意事项

(1)注射剂有刺激性,静脉注射过快可致低血压或中枢神经兴奋。

(2)不宜与氨茶碱混合滴注。

10.特殊人群用药

(1)孕妇、哺乳期妇女慎用。

(2)老年人较敏感,应适当减量。

(3)新生儿、早产儿不宜使用。

(五)阿司咪唑

1.别称

息斯敏、阿司唑、安敏、吡氯苄氧胺和苄苯哌咪唑。

2.药理作用

本品为长效的 H_1 受体阻滞剂,作用强而持久,每天服用 1 次即可抑制变态反应症状 24 小时,无中枢镇静作用及抗毒蕈碱样胆碱作用。

3.药动学

口服吸收迅速,1 小时左右达血药浓度峰值,血浆蛋白结合率为 97%,不易通过血-脑屏障。大部分在肝中经 CYP450 酶系统代谢,代谢产物去甲基阿司咪唑仍具有抗组胺活性。本品及代谢产物均具有肝肠循环。本品及其代谢产物均自尿排出,但原形药物极少。本品及代谢产物的半衰期长达 19 天,故达到稳态血药浓度需 4～8 周。

4.适应证

治疗常年性和季节性过敏鼻炎、过敏性结膜炎、慢性荨麻疹和其他过敏性反应症状。

5.用法用量

(1)成人:口服,1 次 3～6 mg,一天 1 次,于空腹时服。一天内最多用至 10 mg。

(2)儿童:口服,6 岁以下按 0.2 mg/kg 体重,6～12 岁每天 5 mg,12 岁以上剂量同成人。

6.不良反应

(1)偶有嗜睡、眩晕和口干等现象。长期服用可增加食欲而使体重增加。

(2)服用过量可引起心律失常。

7.禁忌证

对本品过敏者禁用。

8.药物相互作用

(1)本品不能与抑制肝脏代谢酶的药物合用,如抗真菌药氟康唑、伊曲康唑、酮康唑和咪康唑,大环内酯类抗生素克拉霉素、红霉素,以及特非那定、5-羟色胺再摄取抑制药和 HIV 蛋白酶抑制药等,以免引发严重的室性心律失常。

(2)避免与其他可能导致心律失常的药物合用,如抗心律失常药、三环类抗抑郁药、抗疟药卤泛群、奎宁、抗精神病药、西沙必利和索他洛尔等。

(3)与利尿药合用时,应注意电解质失衡引起的低血钾。

9.注意事项

(1)应避免与影响肝脏代谢酶,易致电解质紊乱如低血钾的药物合用。

(2)因阿司咪唑广泛地经肝脏代谢,患有显著的肝功能障碍的患者应尽量避免服用。

(3)服用过量可引起严重的心律失常,本品给药不宜超过推荐剂量。药用炭可有效地减少本品在胃肠道的吸收,中毒后应尽快服用,也可催吐或洗胃,血液透析不能增加本品的清除。

(4)应在饭前 1～2 小时或饭后 2 小时服用。

10.特殊人群用药

(1)孕妇、哺乳期妇女慎用。

(2)老年患者用量酌减。

(六)依巴斯汀

1.别称

开思亭,苏迪。

2.药理作用

本药为哌啶类长效非镇静性第二代组胺 H_1 受体阻滞剂,能抑制组胺释放,对中枢神经系统的 H_1 受体拮抗作用和抗胆碱作用弱。

3.药动学

口服吸收较完全,极难通过血-脑屏障,大部分在肝脏代谢为活性代谢产物卡瑞斯汀,2.6～4 小时体内达峰值。依巴斯汀和卡瑞斯汀有较高的血浆蛋白结合率(>95%),卡瑞斯汀的半衰期长达 15～19 小时,66% 以结合的代谢产物由尿排出。

4.适应证

荨麻疹、过敏性鼻炎、湿疹、皮炎、皮肤瘙痒症等。

5.用法用量

(1)成人:口服,一次 10 mg,一天 1 次。

(2)儿童:口服,2～5 岁一次 2.5 mg,一天 1 次;6～11 岁一次,5 mg,一天 1 次。

6.不良反应

有时困倦,偶见头痛、头晕、口干、胃部不适、嗜酸性粒细胞增多、谷丙转氨酶及碱性磷酸酶升高。罕见皮疹、水肿、心动过速。

7.禁忌证

对本品及其辅料过敏者禁用。

8.药物相互作用

(1)与具有 CYP450 肝药酶抑制作用的抗真菌药如酮康唑、伊曲康唑、氟康唑、咪康唑合用时应慎重。

(2)大环内酯类抗生素如红霉素等可使本品代谢物卡巴斯汀的血药浓度升高 1～2 倍。

(3)与丙卡巴肼、氟哌利多等合用时应注意中枢抑制和心脏毒性的发生。

9.注意事项

(1)对其他 H_1 受体阻滞剂有不良反应者慎用。

(2)已确定有心电图 Q-T 间期延长或心律失常患者慎用。

(3)哮喘和上呼吸道感染患者慎用。

(4)驾驶或操纵机器期间慎用。

(5)肝、肾功能不全者慎用。

10.特殊人群用药

(1)孕妇慎用,哺乳期妇女用药期间应暂停哺乳。

(2)适用于2岁以上的儿童,对2岁以下儿童用药的安全性有待于进一步验证。

(3)老年患者通常生理功能减退,应注意减小剂量,以1天1次,1次5 mg开始服药。

(七)氯雷他定

1.药品名称

开瑞坦、克敏能、华畅、百为哈和百为坦。

2.药理作用

本药为哌啶类抗组胺药,具有选择性的拮抗外周组胺 H_1 受体的作用,其抗组胺作用起效快、效强、持久。本品无镇静作用,无抗毒蕈碱样胆碱作用,对乙醇无强化作用。

3.药动学

口服吸收迅速、良好,血药浓度达峰时间(t_{max})为1.5小时,与血浆蛋白的结合率为98%。大部分在肝中被代谢,代谢产物去羧乙氧基氯雷他定仍具有抗组胺活性。本品及其代谢物均自尿和粪便排出,半衰期约为20小时。

4.适应证

用于过敏性鼻炎、急性或慢性荨麻疹、过敏性结膜炎、花粉症及其他过敏性皮肤病。

5.用法用量

(1)成人及>12岁的儿童:口服,1次10 mg,一天1次。

(2)2~12岁儿童:口服,体重>30 kg者1次10 mg,一天1次;体重≤30 kg者1次5 mg,一天1次。

6.不良反应

常见的不良反应有乏力、头痛、嗜睡、口干、胃肠道不适(包括恶心、胃炎)及皮疹等;偶见健忘及晨起面部、肢端水肿;罕见的不良反应有视物模糊、血压降低或升高、晕厥、癫痫发作、乳房肿大、脱发、变态反应、肝功能异常、心动过速、心悸、运动功能亢进、黄疸、肝炎、肝坏死和多形红斑等。

7.禁忌证

具有变态反应或特异体质的患者禁用。

8.药物相互作用

(1)大环内酯类抗生素、抗真菌药酮康唑等可减缓本品的代谢,增加本品的血药浓度,有可能导致不良反应增加。

(2)与其他中枢抑制药、三环类抗抑郁药合用或饮酒可引起严重嗜睡。

(3)单胺氧化酶抑制药可增加本品的不良反应。

9.注意事项

(1)对肝功能不全者,消除半衰期有所延长,可按1次10 mg,隔天1次服用。肾功能不全者慎用。

(2)本品对心脏功能无影响,但偶有心律失常报道,有心律失常病史者应慎用。

(3)抗组胺药能清除或减轻皮肤对所有变应原的阳性反应,因此在做皮试前约48小时应停止使用氯雷他定。

10.特殊人群用药

(1)孕妇、哺乳期妇女慎用。

(2)2岁以下儿童服用本药的安全性及疗效尚未确定。

(八)药物特征比较

1.药理作用比较

该类药物中大部分具有抗外周组胺 H_1 受体、镇静、抗乙酰胆碱、局部麻醉和奎尼丁样作用,但因结构、剂型不同,药理作用也不尽相同。详见表3-2。

表 3-2　常用的 H_1 受体阻滞剂的作用特点比较

药物	抗组胺	镇静催眠	抗晕动止吐	抗胆碱	作用持续时间
苯海拉明	++	+++	++	+++	4～6 小时
异丙嗪	++	+++	++	+++	6～12 小时
氯苯那敏	+++	-	-	++	4～6 小时
西替利嗪	+++	-	-	-	7～10 小时
左卡巴斯汀	+++	-	-	-	12 小时
阿司咪唑	+++	-	-	-	10 天
特非那定	+++	-	-	-	12～24 小时
依巴斯汀	+++	-	-	-	24 小时

注:强+++;中++;弱+;无-。

2.主要不良反应比较

(1)苯海拉明:常见中枢神经抑制作用、共济失调;少见气急、胸闷;偶可引起皮疹、粒细胞减少、贫血;常见恶心、呕吐、食欲缺乏。

(2)氯苯那敏:嗜睡、困倦、虚弱感;心悸;出血倾向;口渴、多尿。

(3)阿司咪唑:嗜睡、眩晕;超量服用本品可能发生 Q-T 间期延长或室性心律失常;口干,偶见体重增加。

(4)咪唑斯汀:偶见困意和乏力;与某些抗组胺药物合用时,曾观察到 Q-T 间期延长的现象;偶见食欲增加并伴有体重增加。

(5)依巴斯汀:有时困倦,偶见头痛、头晕;罕见心动过速;嗜酸性粒细胞增多;口干、胃部不适、谷丙转氨酶及碱性磷酸酶升高。

(6)氯雷他定:常见乏力、头痛、嗜睡;罕见心动过速及心悸;常见口干、恶心、胃炎,罕见肝功能异常;常见皮疹,罕见脱发、变态反应。

(7)非索非那定:常见头痛、嗜睡、头昏、疲倦;常见恶心。

(8)左西替利嗪:头痛、嗜睡、口干、疲倦、衰弱;腹痛。

第二节 平 喘 药

平喘药是指能通过不同的作用机制缓解支气管平滑肌痉挛,使其松弛和扩张,进而缓解气急、呼吸困难等症状的药物。临床常用的平喘药按作用方式可分为支气管扩张药、抗炎平喘药和抗过敏平喘药,其中支气管扩张药包括茶碱类、β_2 受体激动药和吸入性抗胆碱药。

一、茶碱类药物

茶碱类药物为甲基黄嘌呤类的衍生物,是临床常用的平喘药,具有强心、利尿、扩张冠状动脉、松弛支气管平滑肌和兴奋中枢神经系统等作用,主要用于治疗支气管哮喘、慢性阻塞性肺疾病、肺气肿和心脏性呼吸困难等疾病。茶碱类的应用因其有不良反应曾一度受到冷落,但近来研究表明小剂量的茶碱仍能起到平喘作用,并且兼有一定程度的抗炎作用,所以临床应用又趋广泛。

迄今为止已知的茶碱类药物及其衍生物有 300 多种,基本上是对茶碱进行成盐或结构修饰,以提高茶碱的水溶性、生物利用度与降低不良反应。临床上较为常用的品种有茶碱、氨茶碱、二羟丙茶碱和多索茶碱等。

（一）应用原则与注意事项

1.应用原则

（1）用药剂量个体化：茶碱类药物于肝内代谢，影响因素较多，血药浓度的个体差异大，因此应根据患者情况制订个体化给药方案，必要时监测血药浓度，根据血药浓度调整给药剂量。老年患者及酒精中毒、充血性心力衰竭和肝肾功能不全等患者的茶碱清除率低，给药剂量应减少。吸烟者本类药物的代谢加快，应较常规用量大。

（2）血浆药物浓度监测：茶碱类药物的治疗窗较窄，中毒剂量与治疗剂量较为接近，为避免药物不良反应，接受茶碱类药物治疗的患者有条件时均应测定血药浓度（therapeutic drug monitoring，TDM），以保证给药的安全性和有效性。

2.注意事项

（1）控制静脉给药速度：此类药品应避免静脉注射过快，因为当茶碱的血药浓度高于20 μg/mL时可出现毒性反应，表现为心律失常、心率增快、肌肉颤动或癫痫。

（2）关注不适宜人群：茶碱类药物禁忌于对该类药物及其衍生物过敏者；活动性消化性溃疡、未经控制的惊厥性疾病患者；急性心肌梗死伴血压下降者；未治愈的潜在癫痫患者。多索茶碱哺乳期妇女禁用，孕妇慎用。

（3）注意药物相互作用：茶碱类药90%在肝内被细胞色素 P450 酶系统代谢，为 CYP1A2 代谢酶的底物，当与该酶的抑制剂或诱导剂同时使用时影响药物疗效，增加药物不良反应。

（二）氨茶碱

1.别称

阿咪康、安释定、茶碱乙烯双胺和茶碱乙二胺盐。

2.药理作用

本药为茶碱与乙二胺的复盐，药理作用主要来自茶碱。

（1）松弛支气管平滑肌，也能松弛肠道、胆道等多种平滑肌。对支气管黏膜的充血、水肿也有缓解作用。

（2）增加心排血量，扩张入球和出球肾小动脉，增加肾小球滤过率和肾血流量，抑制肾小管重吸收钠和氯离子。

（3）增加骨骼肌的收缩力，茶碱加重缺氧时的通气功能不全被认为是过度增加膈肌的收缩而致膈肌疲劳的结果。

3.药动学

口服吸收完全,其生物利用度为96%,用药后1~3小时血药浓度达峰值,有效血药浓度为10~20 μg/mL。血浆蛋白结合率约为60%,V_d为(0.5±0.16)L/kg。80%~90%的药物在体内被肝脏的混合功能氧化酶代谢,本品的大部分代谢物及约10%原形药均经肾脏排出,正常人体内的半衰期为(9.0±2.1)小时。

4.适应证

用于支气管哮喘、喘息性支气管炎、慢性阻塞性肺疾病,也可以用于急性心功能不全和心源性哮喘。

5.用法用量

(1)口服:①成人一次0.1~0.2 g,一天3次;极量为一次0.5 g,一天1 g。②儿童按一天3~5 mg/kg,分2~3次服。

(2)静脉注射:①成人一次0.125~0.25 g,用20~40 mL 50%葡萄糖溶液稀释后缓慢静脉注射,注射时间不得短于10分钟;极量为一次0.5 g,一天1 g。②儿童按一次2~4 mg/kg。

(3)静脉滴注:一次0.25~0.5 g,用葡萄糖注射液250 mL稀释后缓慢滴注。

6.不良反应

恶心、呕吐、易激动、失眠;心动过速、心律失常;发热、嗜睡、惊厥甚至呼吸、心搏骤停致死。

7.禁忌证

对本品过敏的患者、活动性消化道溃疡和未经控制的惊厥性疾病患者禁用。

8.药物相互作用

(1)地尔硫䓬、维拉帕米可干扰茶碱在肝内的代谢,与本品合用增加本品的血药浓度和毒性。

(2)西咪替丁可降低本品的肝清除率,合用时可增加茶碱的血清浓度和/或毒性。

(3)与克林霉素、林可霉素及某些大环内酯类、氟喹诺酮类抗菌药物合用时可降低茶碱的清除率,增高其血药浓度,其中尤以与依诺沙星合用为著。当茶碱与上述药物配伍使用时,应适当减量或监测茶碱的血药浓度。

(4)苯巴比妥、苯妥英、利福平可诱导肝药酶,加快茶碱的肝清除率,使茶碱的血清浓度降低;茶碱也干扰苯妥英的吸收,两者的血药浓度均下降,合用时应调整剂量,并监测血药浓度。

(5)与锂盐合用可使锂的肾排泄增加。影响锂盐的作用。

（6）与美西律合用可降低茶碱的清除率,增加血浆中的茶碱浓度,需调整剂量。

（7）与咖啡因或其他黄嘌呤类药并用可增加其作用和毒性。

9.注意事项

（1）下列情况慎用,如肾功能或肝功能不全的患者、高血压、有非活动性消化道溃疡病史的患者、孕妇及哺乳期妇女、新生儿和老年人。

（2）茶碱制剂可致心律失常和/或使原有的心律失常恶化,患者心率和/或节律的任何改变均应进行监测和研究。

（3）应定期监测血清茶碱浓度,以保证最大疗效而不发生血药浓度过高的危险。

10.特殊人群用药

（1）孕妇、哺乳期妇女尽量避免使用。

（2）老年患者的血浆清除率降低,潜在毒性增加,应慎用,并进行血药浓度监测。

（3）小儿的药物清除率较高,个体差异大,应进行血药浓度监测。

（三）二羟丙茶碱

1.别称

喘定、奥苏芬、甘油茶碱、双羟丙茶碱和新赛林。

2.药理作用

本药的药理作用与氨茶碱相似,其扩张支气管的作用约为氨茶碱的 1/10,心脏兴奋作用仅为氨茶碱的 1/20～1/10,对心脏和神经系统的影响较小。

3.药动学

口服容易吸收,生物利用度为 72%,在体内代谢为茶碱的衍生物。口服 19～28 mg/kg,1 小时后血浆中的浓度为 19.3～36.3 μg/mL。V_d 为 0.8 L/kg,半衰期为 2～2.5 小时,以原形随尿排出。

4.适应证

用于支气管哮喘、具有喘息症状的支气管炎、慢性阻塞性肺疾病等缓解喘息症状。也用于心源性肺水肿引起的喘息。尤适用于不能耐受茶碱的哮喘病例。

5.用法用量

（1）口服:成人 1 次 0.1～0.2 g,一天 3 次;极量为 1 次 0.5 g。

（2）静脉滴注:1 次 0.25～0.75 g,以 5% 或 10% 葡萄糖注射液 250～500 mL 稀释后静脉滴注,滴注时间为 1～2 小时。

(3)静脉注射:1次0.5～0.75 g,用25%葡萄糖注射液20～40 mL稀释后缓慢注射,注射时间为15～20分钟。

6.不良反应

类似于茶碱。剂量过大时可出现恶心、呕吐、易激动、失眠、心动过速和心律失常,可见发热、脱水和惊厥等症状,严重者甚至呼吸、心搏骤停。

7.禁忌证

同氨茶碱。

8.药物相互作用

(1)与拟交感胺类支气管扩张药合用会产生协同作用。

(2)与苯妥英钠、卡马西平、西咪替丁、咖啡因或其他黄嘌呤类药合用可增加本药的作用和毒性。

(3)克林霉素、林可霉素及某些大环内酯类、喹诺酮类抗菌药物可降低本药在肝脏的清除率,使血药浓度升高,甚至出现毒性反应。

(4)与普萘洛尔合用可降低本药的疗效。

(5)碳酸锂加速本药的清除,使本药的疗效降低;本药也可使锂的肾排泄增加,影响锂盐的作用。

9.注意事项

(1)大剂量可致中枢神经兴奋,预服镇静药可防止。

(2)哮喘急性严重发作的患者不首选本品。

(3)茶碱类药物可致心律失常和/或使原有的心律失常恶化,患者心率和/或心律的任何改变均应密切注意。

10.特殊人群用药

(1)本药可通过胎盘屏障,使胎儿的血清茶碱浓度升高至危险程度,须加以监测,孕妇慎用。可随乳汁排出,哺乳期妇女不宜使用。

(2)55岁以上的患者慎用。

(3)新生儿用药后本药的血浆清除率可降低,血清浓度增加,应慎用。

(四)多索茶碱

1.别称

安赛玛,达复啉,凯宝川苧,枢维新,新茜平。

2.药理作用

本药对磷酸二酯酶有显著的抑制作用,其松弛支气管平滑肌痉挛的作用较氨茶碱强10～15倍,并具有镇咳作用,且作用时间长,无依赖性。本品为非腺苷受体阻滞剂,无类似于茶碱所致的中枢、胃肠道及心血管等肺外系统的不良反应,但大剂量给药仍可引起血压下降等。

3.药动学

口服吸收迅速,生物利用度为 62.6%。本药吸收后广泛分布于各脏器及体液中,以肺组织中含量最高。总蛋白结合率为 48%,在肝内代谢。口服和静脉给药的清除半衰期分别为 7.27 小时和 1.83 小时。

4.适应证

用于支气管哮喘、具有喘息症状的支气管炎及其他支气管痉挛引起的呼吸困难。

5.用法用量

(1)口服。①片剂:一次 200~400 mg,一天 2 次,餐前或餐后 3 小时服用;②胶囊:一次300~400 mg,一天 2 次。

(2)静脉注射:一次 200 mg,每 12 小时 1 次,以 50%葡萄糖注射液稀释至 40 mL缓慢静脉注射,时间应在 20 分钟以上,5~10 天为 1 个疗程。

(3)静脉滴注:将本药 300 mg 加入 5%葡萄糖注射液或生理盐水注射液 100 mL 中缓慢静脉滴注,滴注时间不少于 30 分钟,一天 1 次,5~10 天为 1 个疗程。

6.不良反应

少见心悸、窦性心动过速、上腹不适、食欲缺乏、恶心、呕吐、兴奋、失眠;如过量服用可出现严重心律失常、阵发性痉挛。

7.禁忌证

凡对本品或黄嘌呤衍生物类药物过敏者、急性心肌梗死患者及哺乳期妇女禁用。

8.药物相互作用

不得与其他黄嘌呤类药物同时使用;与麻黄碱或其他肾上腺素类药物同时使用需慎重。

9.注意事项

(1)下列情况慎用,如肝、肾功能不全,严重的心、肺功能异常者,甲状腺功能亢进症,活动性胃、十二指肠溃疡等症。

(2)本品的剂量要视个体的病情变化选择最佳剂量和用药方法,必要时监测血药浓度。

(3)服药期间不要饮用含咖啡因的饮料或食品。

10.特殊人群用药

(1)孕妇应慎用,哺乳期妇女禁用。

(2)老年患者对本药的清除率可能不同,用药时应监测血药浓度,应慎用。

(五)药物特征比较

1.药理作用比较

茶碱类药物因结构和剂型的不同,其药理作用特征各异,具体药物的药理作用特点详见表3-3。

表 3-3　茶碱类药物的药理作用比较

药理作用	茶碱	氨茶碱	二羟丙茶碱	多索茶碱	甘氨茶碱钠
松弛支气管滑肌	++	+++	++(氨茶碱的 1/10)	++++ (氨茶碱的 10~15 倍)	+++
阻断腺苷	++	+	+	－	+
镇咳	－	－	+	+	+
改善呼吸功能	++	++	+	++	++
心脏兴奋、利尿	++	增加尿量、尿钠	心脏兴奋为氨茶碱的 1/20~1/10;利尿作用强	尿量轻度增加	++

注:+代表作用强度;－代表未有相应的药理作用。

2.主要不良反应比较

茶碱类药物口服有一定的胃肠道刺激性;注射剂的碱性强,对血管有刺激性。该类药物的毒性反应常出现在血药浓度高于 20 μg/mL 时,早期多见恶心、呕吐、易激动和失眠等,甚至出现心动过速、心律失常;血药浓度高于 40 μg/mL 时可发生发热、失水和惊厥等症状,严重时甚至呼吸、心搏骤停致死。

(1)茶碱:胃灼热、恶心、呕吐、食欲缺乏和腹胀;心悸、心律失常;头痛、失眠;尿酸值增高。

(2)氨茶碱:恶心、呕吐和胃部不适;可见血性呕吐物或柏油样便;心律失常、心率加快;滴注过快可致一过性低血压;头痛、烦躁、易激动、失眠、肌肉颤动或癫痫。

(3)二羟丙茶碱:口干、恶心、呕吐、上腹疼痛、呕血、腹泻和食欲减退;心悸、心动过速、期前收缩、低血压、面部潮红和室性心律失常等,严重者可出现心力衰竭;头痛、烦躁、易激动、失眠和兴奋过度等,甚至导致阵挛性、全身性的癫痫发作;高血糖;尿蛋白、肉眼或镜下血尿、多尿症状。

(4)多索茶碱:食欲缺乏、恶心、呕吐、上腹部不适或疼痛;少数患者心悸、心动过速、期前收缩和呼吸急促;头痛、失眠和易怒;高血糖;尿蛋白。

（5）甘氨茶碱钠:恶心、呕吐;心动过速、心律失常;易激动、失眠。

二、β₂肾上腺素能受体激动剂

β₂受体激动剂是目前临床应用较广泛的支气管扩张剂,主要通过激动呼吸道的β₂受体,激活腺苷酸环化酶,使细胞内的环磷腺苷（cAMP）含量增加、游离Ca^{2+}减少,从而松弛支气管平滑肌,抑制炎性细胞释放变态反应介质,增强纤毛运动与黏液清除,降低血管通透性,而发挥平喘作用。主要用于支气管哮喘、喘息性支气管炎、慢性阻塞性肺疾病所致的支气管痉挛等症。

根据平喘作用起效时间的快慢,β₂受体激动剂可分为速效类和慢效类;按作用维持时间长短,可分为短效类（SABA）和长效类（LABA）。2012年在我国上市的茚达特罗起效快,支气管舒张作用长达24小时。常用的β₂受体激动药按平喘作用的分类见表3-4。

表 3-4 常用的 β₂受体激动药按平喘作用的分类

起效速度	维持时间	
	短效	长效
速效	沙丁胺醇气雾剂 特布他林气雾剂 丙卡特罗气雾剂 菲诺特罗气雾剂	福莫特罗吸入机
慢效	沙丁胺醇片剂 特布他林片剂	沙美特罗吸入剂

（一）应用原则与注意事项

1.应用原则

（1）短效β₂受体激动药用于迅速缓解症状,为按需使用的基本药物;长效β₂受体激动药不宜单药使用,常与吸入性糖皮质激素联合应用治疗需要长期治疗的患者。

（2）口服制剂可用于不能采用吸入途径的患者,常用于儿童和老年人。

（3）本类药物注射给药会影响子宫肌层,也可能影响心脏,妊娠期患者如需大剂量使用β₂受体激动药,应采用吸入给药。

（4）应指导患者正确的吸入方法和气雾吸入的注意事项。

2.注意事项

(1)甲状腺功能亢进、心血管疾病、心律失常、心电图 Q-T 间期延长及高血压患者慎用 β_2 受体激动药。

(2)该类药物可引起严重的低钾血症。对于危重型哮喘,因同时应用茶碱和其衍生物、糖皮质激素、利尿药及低氧均可使低钾血症更明显,因此应监测血钾浓度。

(3)糖尿病患者应用该类药物有酮症酸中毒的危险,需监测血糖。

(二)沙丁胺醇

1.别称

硫酸舒喘灵,阿布叔醇,爱纳乐,爱纳灵,喘宁碟。

2.药理作用

本药为选择性 β_2 受体激动剂,能选择性地激动支气管平滑肌的 β_2 受体,松弛平滑肌;有较强的支气管扩张作用,其支气管扩张作用比异丙肾上腺素强约10 倍。

3.药动学

口服的生物利用度为 30%,服后 15～30 分钟生效,2～4 小时作用达峰值,持续 6 小时以上,半衰期为 2.7～5 小时。气雾吸入的生物利用度为 10%,吸入后 1～5 分钟生效,1 小时作用达高峰,可持续 4～6 小时,维持时间亦为同等剂量的异丙肾上腺素的 3 倍。V_d 为 1 L/kg,大部分在肠壁和肝脏代谢,主要经肾排泄。

4.适应证

用于缓解支气管哮喘或喘息型支气管炎伴有支气管痉挛的病症。

5.用法用量

(1)气雾剂吸入:①成人缓解症状或运动及接触变应原之前 1 次 100～200 μg;长期治疗的最大剂量为 1 次 200 μg,一天 4 次;②儿童缓解症状或运动及接触变应原之前 10～15 分钟给药,1 次 100～200 μg;长期治疗的最大剂量为一天 4 次,1 次 200 μg。

(2)溶液:①成人 1 次 2.5 mg,用氯化钠注射液稀释到 2～2.5 mL,由驱动式喷雾器吸入;②12 岁以下儿童的最小起始剂量为 1 次 2.5 mg,用氯化钠注射液 1.5～2 mL 稀释后由驱动式喷雾器吸入。主要用来缓解急性发作症状。

(3)口服:成人 1 次 2～4 mg,一天 3 次。

（4）静脉滴注：1 次 0.4 mg，用氯化钠注射液 100 mg 稀释后静脉滴注，每分钟 3～20 μg。

6.不良反应

常见肌肉震颤；亦可见恶心、心率加快或心律失常；偶见头晕、头昏、头痛、目眩、口舌发干、烦躁、高血压、失眠、呕吐、面部潮红和低钾血症等。

7.禁忌证

对本品及其他肾上腺素受体激动药过敏者禁用。

8.药物相互作用

（1）与其他肾上腺素受体激动剂或茶碱类药物合用时其支气管扩张作用增强，但不良反应也可能加重。

（2）β 受体阻滞剂如普萘洛尔能拮抗本品的支气管扩张作用，故不宜合用。

（3）单胺氧化酶抑制剂、三环类抗抑郁药、抗组胺药和左甲状腺素等可增加本品的不良反应。

（4）与甲基多巴合用时可致严重的急性低血压反应。

（5）与洋地黄类药物合用可增加洋地黄诱发心动过速的危险性。

（6）在产科手术中与氟烷合用可加重宫缩无力，引起大出血。

9.注意事项

（1）下列情况慎用，如高血压、冠状动脉供血不足、心血管功能不全、糖尿病、甲状腺功能亢进症和运动员等。

（2）不能过量使用。

（3）本品可能引起严重的低钾血症，进而可能使洋地黄化者造成心律失常。

（4）本品久用易产生耐受性，此时患者对肾上腺素等具有扩张支气管作用的药物也同样产生耐受性，使支气管痉挛不易缓解，哮喘加重。

（5）少数患者同时接受雾化沙丁胺醇及异丙托溴铵治疗时可能发生闭角型青光眼，故合用时不要让药液或雾化液进入眼中。

（6）肝、肾功能不全的患者需减量。

10.特殊人群用药

（1）孕妇、哺乳期妇女慎用。

（2）老年人应慎用，使用时从小剂量开始逐渐加大剂量。

（三）特布他林

1.别称

博利康尼，布瑞平，喘康速，间羟叔丁肾上腺素，间羟嗽必妥。

2.药理作用

本药为选择性 $β_2$ 受体激动剂,其支气管扩张作用与沙丁胺醇相近。对于哮喘患者,本品2.5 mg的平喘作用与 25 mg 麻黄碱相当。

3.药动学

口服的生物利用度为 15%±6%,约 30 分钟出现平喘作用,有效血药浓度为 3 μg/mL,血浆蛋白结合率为 25%,2～4 小时作用达高峰,持续 4～7 小时,V_d 为 (1.4±0.4)L/kg。气雾吸入 5～30 分钟生效,1～2 小时后出现最大作用,持续 3～6 小时。皮下注射或气雾吸入后 5～15 分钟起效,0.5～1 小时作用达高峰,作用维持 1.5～4 小时。

4.适应证

(1)用于支气管哮喘、慢性支气管炎、肺气肿和其他伴有支气管痉挛的肺部疾病。

(2)连续静脉滴注本品可激动子宫平滑肌的 $β_2$ 受体,抑制自发性子宫收缩和缩宫素引起的子宫收缩,预防早产。同理亦可用于胎儿窒息。

5.用法用量

(1)口服:成人每次 2.5～5 mg,一天 3 次,一天总量不超过 15 mg。

(2)静脉注射:一次 0.25 mg,如 15～30 分钟无明显的临床改善,可重复注射一次,但 4 小时内的总量不能超过 0.5 mg。

(3)气雾吸入:成人每次 0.25～0.5 mg,一天 3～4 次。

6.不良反应

主要为震颤、强直性痉挛、心悸等拟交感胺增多的表现。口服 5 mg 时,手指震颤的发生率可达 20%～33%,故应以吸入给药为主,只在重症哮喘发作时才考虑静脉应用。

7.禁忌证

同沙丁胺醇。

8.药物相互作用

(1)与其他肾上腺素受体激动药合用可使疗效增加,但不良反应也增多。

(2)β 受体阻滞剂如普萘洛尔、醋丁洛尔、阿替洛尔、美托洛尔等可拮抗本品的作用,使疗效降低,并可致严重的支气管痉挛。

(3)与茶碱类药物合用可增加松弛支气管平滑肌的作用,但心悸等不良反应也增加。

(4)单胺氧化酶抑制药、三环类抗抑郁药、抗组胺药、左甲状腺素等可增加本品的不良反应。

9.注意事项

(1)对其他肾上腺素受体激动药过敏者对本品也可能过敏。

(2)大剂量应用可使有癫痫病史的患者发生酮症酸中毒。

(3)长期应用可产生耐受性,疗效降低。

(4)从小剂量逐渐加至治疗量常能减少不良反应。

(5)运动员慎用。

10.特殊人群用药

(1)本药可舒张子宫平滑肌,抑制孕妇的子宫收缩并影响分娩,对人或动物未见致畸作用,孕妇应慎用(尤其妊娠早期的妇女)。如在分娩时应用静脉制剂,可能引起母体一过性低血钾、低血糖、肺水肿及胎儿低血糖。哺乳期妇女慎用。

(2)儿童用药的安全性和有效性尚不明确。12岁以下的儿童不推荐使用本药的片剂和注射剂,5岁以下的儿童不宜使用本药的吸入气雾剂。

(四)福莫特罗

1.别称

安咳通、安通克、奥克斯都保、福莫待若和盼得馨。

2.药理作用

本药为长效 β_2 受体激动剂,对支气管的松弛作用较沙丁胺醇强且持久,尚具有明显的抗炎作用,可明显抑制抗原诱发的嗜酸性粒细胞聚集与浸润、血管通透性增高及速发型与迟发型哮喘反应,对血小板激活因子(PAF)诱发的嗜酸性粒细胞聚集亦能抑制,这是其他选择性 β_2 受体激动剂所没有的。还能抑制人嗜碱性粒细胞与肺肥大细胞由过敏和非过敏因子介导的组胺释放。对吸入组胺引起的微血管渗漏与肺水肿也有明显的保护作用。

3.药动学

口服吸收迅速,0.5～1小时血药浓度达峰值。口服80 μg,4小时后支气管扩张作用最强。吸入后约2分钟起效,2小时达高峰,单剂量吸入后作用持续12小时左右。血浆蛋白结合率为50%。通过葡萄糖醛酸化和氧位去甲基代谢后部分经尿排泄,部分经胆汁排泄,提示有肝肠循环。

4.适应证

用于慢性哮喘与慢性阻塞性肺疾病的维持治疗和预防发作。因其为长效制剂,特别适合哮喘夜间发作的患者和需要长期服用 β_2 受体激动剂的患者。

5.用法用量

吸入,成人的常用量为 1 次 4.5～9 μg,一天 1～2 次,早晨和晚间用药;或 1 次9～18 μg,一天 1～2 次,1 天的最高剂量为 36 μg。哮喘夜间发作可于晚间给药 1 次。

6.不良反应

常见头痛、心悸和震颤;偶见烦躁不安、失眠、肌肉痉挛和心动过速;罕见皮疹、荨麻疹、房颤、室上性心动过速、期前收缩、支气管痉挛、低钾血症或高钾血症;个别病例有恶心、味觉异常、眩晕、心绞痛、心电图 Q-T 间期延长、变态反应、血压波动和血中的胰岛素、游离脂肪酸、血糖及尿酮体水平升高。

7.禁忌证

对本品过敏者禁用。

8.药物相互作用

(1)本品与肾上腺素、异丙肾上腺素合用易致心律不齐,甚至引起心脏骤停。

(2)本品与茶碱、氨茶碱、肾上腺皮质激素、利尿药(呋塞米、螺内酯等)合用,可能因低血钾而引起心律不齐。

(3)与洋地黄类药物合用可增加洋地黄诱发心律失常的危险性。

(4)与单胺氧化酶抑制药合用可增加室性心律失常的发生率,并可加重高血压。

(5)本品可增强泮库溴铵、维库溴铵的神经-肌肉阻滞作用。

9.注意事项

(1)下列情况慎用,如甲状腺功能亢进症、嗜铬细胞瘤、梗阻性肥厚型心肌病、严重的高血压、颈内动脉-后交通动脉瘤或其他严重的心血管病(如心肌缺血、心动过速或严重的心力衰竭)、肝肾功能不全、严重的肝硬化、运动员。

(2)可能造成低钾血症。哮喘急性发作时及联合用药都可能增加血钾降低的作用,在上述情况下建议监测血钾浓度。

(3)本品能引起 Q-T 间期延长,因此伴有 Q-T 间期延长的患者及使用影响 Q-T 间期的药物治疗的患者应慎用。

(4)可影响血糖代谢,糖尿病患者用药初期应注意血糖的控制。

(5)本品可能引起气道痉挛,哮喘急性发作时的缺氧会增加此危险性。

10.特殊人群用药

(1)孕妇、哺乳期妇女慎用。

(2)新生儿和早产儿用药的安全性尚未确定,应谨慎使用。

(五)沙美特罗

1.别称

喘必灵,祺泰,强力安喘通,施立碟,施立稳。

2.药理作用

本药为新型的选择性长效 β_2 受体激动剂。吸入本品 25 μg,其支气管扩张作用与吸入200 μg沙丁胺醇相当。尚有强大的抑制肺肥大细胞释放组胺、白三烯、前列腺素等变态反应介质的作用,可抑制吸入抗原诱发的早期和迟发相反应,降低气道高反应性。

3.药动学

单次吸入本品50 μg或400 μg后,5～15分钟达血药峰浓度。用药后10～20分钟出现支气管扩张作用,持续12小时。本品与人体血浆的体外蛋白结合率为96%。在体内经羟化作用而广泛代谢,并以代谢产物的形式随粪便和尿液排出体外。

4.适应证

用于支气管哮喘,包括夜间哮喘和运动引起的支气管痉挛的防治;与吸入性糖皮质激素合用,用于可逆性阻塞性气道疾病,包括哮喘、慢性阻塞性肺疾病。

5.用法用量

(1)粉雾剂胶囊:粉雾吸入,成人一次 50 μg,一天 2 次;儿童一次 25 μg,一天 2 次。

(2)气雾剂:气雾吸入,剂量和用法同粉雾吸入。

6.不良反应

可见震颤、心悸及头痛等;偶见心律失常、肌痛、肌肉痉挛、水肿、血管神经性水肿;罕见口咽部刺激。

7.禁忌证

对本品过敏者、对牛奶过敏的患者禁用。

8.药物相互作用

(1)本药与茶碱类等支气管扩张药合用可产生协同作用,合用时应注意调整剂量。

(2)与短效 β 肾上腺素受体激动药(如沙丁胺醇)合用时可使 FEV_1 得到改善,且不增加心血管不良反应的发生率。

(3)与黄嘌呤衍生物、激素和利尿药合用可加重血钾降低。

（4）不宜与单胺氧化酶抑制药合用,因可增加心悸、激动或躁狂发生的危险性。

（5）不宜与三环类抗抑郁药合用,因可能增强心血管的兴奋性,三环类抗抑郁药停药 2 周后方可使用本药。

（6）与保钾利尿药合用,尤其本药超剂量时,可使患者的心电图异常或低血钾加重,合用时须慎重。

9.注意事项

（1）下列情况慎用,如肺结核、甲状腺功能亢进症、对拟交感胺类有异常反应、有低钾血症倾向、已患有心血管疾病及有糖尿病病史。

（2）本品不适用于缓解急性哮喘发作。

（3）治疗可逆性阻塞性气道疾病应常规遵循阶梯方案,并应通过观察临床症状及测定肺功能来监测患者对治疗的反应。为避免哮喘急性加重的风险,不可突然中断使用本品治疗。

10.特殊人群用药

（1）孕妇、哺乳期妇女慎用。

（2）3 岁以下小儿服用的安全性尚未确立,应慎用。

（六）班布特罗

1.别称

邦尼、帮备、贝合健、汇杰和立可菲。

2.药理作用

本药为新型的选择性长效 β_2 受体激动剂,为特布他林的前体药物,亲脂性强,与肺组织有很高的亲和力,产生扩张支气管、抑制内源性变态反应介质释放、减轻水肿及腺体分泌,从而降低气道高反应性、改善肺及支气管通气功能的作用。

3.药动学

口服后 20％的药物经胃肠道吸收,生物利用度约 10％,2～6 小时达血药浓度峰值,作用可持续 24 小时,给药 4～5 天后达稳态血药浓度。本药的血浆半衰期约为 13 小时,特布他林的血浆半衰期约为 17 小时。原药及其代谢物（包括特布他林）主要经肾脏排出。

4.适应证

用于支气管哮喘、慢性喘息性支气管炎、慢性阻塞性肺疾病和其他伴有支气管痉挛的肺部疾病。

5.用法用量

(1)口服:成人的起始剂量为1次10 mg,一天1次,睡前服用。根据临床疗效,1~2周后剂量可调整为1次20 mg,一天1次。肾功能不全患者(肾小球滤过率≤50 mL/min)的起始剂量为1次5 mg,一天1次。

(2)儿童:2~5岁1次5 mg,一天1次;2~12岁一天的最高剂量不超过10 mg。

6.不良反应

肌肉震颤、头痛、心悸和心动过速等;偶见强直性肌肉痉挛。

7.禁忌证

(1)对本品、特布他林及拟交感胺类药物过敏者禁用。

(2)肥厚型心肌病患者禁用。

8.药物相互作用

(1)本药可能延长琥珀胆碱对肌肉的松弛作用,并具有剂量依赖性,但可恢复。

(2)单胺氧化酶抑制药、三环类抗抑郁药、抗组胺药、左甲状腺素等可能增加本药的不良反应。

(3)与皮质激素、利尿药合用可加重血钾降低的程度。

(4)与其他拟交感胺类药合用作用加强,毒性增加。

(5)与其他支气管扩张药合用时可增加不良反应。

(6)β肾上腺素受体阻滞剂(醋丁洛尔、阿替洛尔、拉贝洛尔、美托洛尔、纳多洛尔、吲哚洛尔、普萘洛尔、噻吗洛尔)能拮抗本药的作用,使其疗效降低。

(7)β_2肾上腺素受体激动药会增加血糖浓度,从而降低降血糖药物的作用,因此患有糖尿病者服用本药时应调整降血糖药物的剂量。

(8)本药能减弱胍乙啶的降血压作用。

9.注意事项

(1)严重的肾功能不全患者本品的起始剂量应减少。

(2)肝硬化、严重的肝功能不全患者应个体化给予一天剂量。

(3)甲状腺功能亢进症、糖尿病及心脏病患者慎用。

10.特殊人群用药

(1)孕妇、哺乳期妇女慎用。

(2)2岁以下儿童的剂量尚未确定。

(3)有肝、肾及心功能不全的老年患者慎用。

(七)丙卡特罗

1.别称

川迪,曼普特,美喘清,美普清,普鲁卡地鲁。

2.药理作用

本药为选择性 β₂受体激动剂,对支气管的 β₂受体有较高的选择性,其支气管扩张作用强而持久。尚具有较强的抗过敏作用,不仅可抑制速发型的气道阻力增加,而且可抑制迟发型的气道反应性增高。本品尚可促进呼吸道纤毛运动。

3.药动学

口服可迅速由胃肠道吸收,呈二房室分布,5 分钟内开始起效,1～2 小时后在血浆、组织及主要器官中能达到最高浓度。α 相半衰期为 3.0 小时,β 半衰期为 8.4 小时,作用可持续 6～8 小时。主要在肝脏及小肠中代谢为葡萄糖醛酸化合物,由尿液及粪便排泄。

4.适应证

适用于支气管哮喘、喘息性支气管炎、伴有支气管反应性增高的急性支气管炎、慢性阻塞性肺疾病。

5.用法用量

口服,成人于每晚睡前 1 次服 50 μg;或每次 25～50 μg,早、晚(睡前)各服 1 次。

6.不良反应

偶见口干、鼻塞、倦怠、恶心、胃部不适、肌颤、头痛、眩晕或耳鸣;亦见皮疹、心律失常、心悸、面部潮红等。

7.禁忌证

同沙丁胺醇。

8.药物相互作用

(1)与其他肾上腺素受体激动剂及茶碱类合用可引起心律失常,甚至心脏骤停。

(2)与茶碱类及抗胆碱能支气管扩张药合用时其支气管扩张作用增强,但可能产生降低血钾作用,并因此影响心率。

9.注意事项

(1)下列情况慎用,如甲状腺功能亢进症、高血压、心脏病和糖尿病。

（2）本品有抗过敏作用,故评估其他药物的皮试反应时,应考虑本品对皮试的影响。

10.特殊人群用药

（1）孕妇及哺乳期妇女用药的安全性尚不明确,应慎用。

（2）儿童用药的安全性尚不明确,应慎用。

(八)药物特征比较

1.给药途径、作用时间比较

上述 β_2 受体激动剂因结构、剂型和给药方式不同,所以起效时间和维持时间也不相同。具体药物的给药途径和作用时间详见表 3-5。

表 3-5　常用的 β_2 受体激动剂比较

分类	药物名称	给药途径	作用时间		孕妇、哺乳期用药妊娠分级	注释
			起效	维持		
短效类	沙丁胺醇	吸入	5分钟	4~6 小时	孕妇、哺乳期慎用（C级）	心脏兴奋作用是异丙肾上腺素的 1/10
		口服	30分钟	6 小时		
	特布他林	吸入	5~30分钟	3~6 小时	孕妇、哺乳期慎用（B级）	心脏兴奋作用是异丙肾上腺素的 1/10
		口服	1~2 小时	4~8 小时		
	丙卡特罗	吸入	5分钟	6~8 小时	孕妇、哺乳期慎用（尚不明确）	对 β_2 受体有高度的选择性,严禁与儿茶酚胺合用。
		口服	5分钟	6~8 小时		
长效类	福莫特罗	吸入	3~5分钟	8~12 小时	孕妇、哺乳期慎用（C级）	浓度依赖型起效快,可按需用于急性症状
		口服	30分钟	12 小时		
	沙美特罗（慢效）	吸入	30分钟	12 小时	孕妇、哺乳期使用尚不明确（C级）	非浓度依赖型与 SABA 合用可改善 FEV_1,且不增加心血管不良事件的发生率
		口服	—	24 小时		
	班布特罗				孕妇慎用（B级）	为特布他林的前体

2.主要不良反应比较

β₂受体激动剂的主要不良反应包括震颤尤其是手震颤、神经紧张、头痛、肌肉痉挛和心悸、心律失常、外周血管扩张及低血钾等。吸入剂型用药后可能出现支气管异常痉挛。

(1)沙丁胺醇:心率加快、心律失常;肌肉震颤;头晕、头痛、失眠和面部潮红;低血钾;恶心、呕吐。

(2)特布他林:心动过速、心悸;震颤;头痛、强直性痉挛、睡眠失调、行为失调;恶心、胃肠道障碍、皮疹、荨麻疹。

(3)福莫特罗:心悸、心动过速;震颤、肌肉痉挛;头痛、失眠、烦躁不安;低血钾或高血钾、血糖升高;恶心、味觉异常、皮疹、荨麻疹。

(4)丙卡特罗:心律失常、心悸;肌颤;倦怠、头痛、眩晕、耳鸣、面部潮红;恶心、胃部不适、口干、皮疹。

(5)沙美特罗:心悸,偶见心律失常;震颤、偶见肌肉痉挛、肌痛;头痛;罕见高血糖;皮疹。

(6)班布特罗:心悸、心动过速;肌肉震颤、肌肉痉挛;头痛。

三、抗胆碱能药物

用于平喘的抗胆碱药是指选择性阻断胆碱能 M 受体而缓解气道平滑肌痉挛的药物。该类药物主要拮抗气道平滑肌 M 受体,抑制细胞内 cGMP 的转化和提高 cAMP 的活性来降低细胞内的钙离子浓度,抑制肥大细胞的活性,从而松弛气道平滑肌引起的支气管扩张。同时通过抑制迷走神经兴奋,使气道黏液的分泌减少。主要用于支气管哮喘、慢性阻塞性肺疾病。

(一)应用原则与注意事项

1.应用原则

(1)抗胆碱药起效较慢且能引起支气管痉挛,故不推荐用于急性支气管痉挛的初始治疗和急救治疗。

(2)该类药物的平喘强度和起效速度均不如 β₂受体激动剂,但作用较为持久,且不易产生耐药性,对有吸烟史的老年哮喘患者较为适宜。

2.注意事项

(1)既往对本类药物过敏者禁用。

(2)有闭角型青光眼倾向、前列腺增生、膀胱颈梗阻的患者及孕妇、哺乳期妇女慎用。

（3）吸入给药时需注意保护，防止雾化液或药物粉末接触患者的眼睛。

（4）抗胆碱药与沙丁胺醇（或其他 β_2 受体激动剂）雾化溶液合用易发生急性闭角型青光眼。

（二）异丙托溴铵

1.别称

爱喘乐，爱全乐，溴化异丙阿托品，溴化异丙基阿托品，溴化异丙托品。

2.药理作用

本药是对支气管平滑肌 M 受体有较高选择性的强效抗胆碱药，松弛支气管平滑肌的作用较强，对呼吸道腺体和心血管系统的作用较弱，其扩张支气管的剂量仅及抑制腺体分泌和加快心率剂量的 $1/20 \sim 1/10$。

3.药动学

口服不易吸收。气雾吸入后作用于气道局部，因此支气管扩张的时间曲线与全身药动学并不完全一致。吸入后起效时间为 $5 \sim 15$ 分钟，持续 $4 \sim 6$ 小时。在肝内代谢作用的持续时间为 $3 \sim 4$ 小时，由粪便排泄。

4.适应证

用于慢性阻塞性肺疾病相关的支气管痉挛，包括慢性支气管炎、肺气肿哮喘等，可缓解喘息症状。

5.用法用量

（1）溶液：吸入，成人（包括老年人）和 12 岁以上的青少年一次 1 个单剂量小瓶（500 μg），一天 $3 \sim 4$ 次，急性发作的患者病情稳定前可重复给药。单剂量小瓶中每 1 mL 雾化吸入液可用氯化钠注射液稀释至终体积 $2 \sim 4$ mL。

（2）气雾剂：吸入，成人及学龄儿童的推荐剂量为一次 $40 \sim 80$ μg，一天 $3 \sim 4$ 次。

6.不良反应

常见头痛、恶心和口干；少见心动过速、心悸、眼部调节障碍、胃肠动力障碍和尿潴留等抗胆碱能不良反应；可能引起咳嗽、局部刺激；罕见吸入刺激产生的支气管痉挛，变态反应如皮疹、舌、唇和面部血管性水肿、荨麻疹、喉头水肿。

7.禁忌证

（1）对阿托品及其衍生物过敏患者禁用。

（2）对本品过敏者禁用。

8.药物相互作用

（1）与沙丁胺醇、非诺特罗、茶碱、色甘酸钠等合用可互相增强疗效。

(2)金刚烷胺、吩噻嗪类抗精神病药、三环类抗抑郁药、单胺氧化酶抑制药及抗组胺药可增强本品的作用。

9.注意事项

(1)使用本品后可能会立即发生变态反应。

(2)应避免使眼睛接触到本品,如果在使用本品时不慎污染到眼睛,引起眼睛疼痛或不适、视物模糊等闭角型青光眼的征象,应首先使用缩瞳药并立即就医。

(3)患有囊性纤维化的患者可能会引起胃肠道蠕动的紊乱。

(4)有尿路梗阻的患者使用时发生尿潴留的危险性增高。

10.特殊人群用药

孕妇、哺乳期妇女及儿童慎用。

(三)噻托溴铵

1.别称

思力华,天晴速乐。

2.药理作用

本药为新型的长效抗胆碱类药物,对 5 种胆碱受体($M_1 \sim M_5$)具有相似的亲和力,通过与平滑肌的 M_3 受体结合而产生扩张支气管平滑肌的作用。支气管扩张作用呈剂量依赖性,并可持续 24 小时以上。

3.药动学

吸入后 30 分钟起效,持续时间至少为 24 小时。年轻健康志愿者对本品的绝对生物利用度为 19.5％,吸入 5 分钟后达血药峰浓度,药物的血浆蛋白结合率达 72％,V_d 为 32 L/kg。吸入给药时,仅 14％的药物经肾排泄。

4.适应证

用于慢性阻塞性肺疾病的维持治疗,包括慢性支气管炎和肺气肿、伴随性呼吸困难的维持治疗及急性发作的预防。

5.用法用量

吸入,一次 18 μg,一天 1 次。

6.不良反应

常见口干、便秘、念珠菌感染、鼻窦炎、咽炎;少见全身变态反应、心动过速、房颤、心悸、排尿困难、尿潴留;可发生恶心、声音嘶哑、头晕、血管性水肿、皮疹、荨麻疹、皮肤瘙痒;因吸入刺激导致的支气管痉挛,还可能有视力模糊、青光眼。

7.禁忌证

对噻托溴铵、阿托品或其衍生物过敏的患者禁用。

8.药物相互作用

不推荐本品与其他抗胆碱药物合用。

9.注意事项

(1)使用本品后有可能立即发生变态反应。

(2)下列情况慎用,如闭角型青光眼,前列腺增生,膀胱颈梗阻,中、重度肾功能不全,18 岁以下的患者。

(3)中到重度肾功能不全的患者(肌酐清除率≤50 mL/min)应对噻托溴铵的应用予以密切监控。

(4)如药粉误入眼内可能引起或加重闭角型青光眼的症状,应立即停用并就医。

10.特殊人群用药

(1)孕妇、哺乳期妇女慎用。

(2)老年患者对本品的肾清除率下降,但未见慢性阻塞性肺疾病患者的血药浓度随年龄增加而出现显著改变。

(3)尚无儿科患者应用该药的经验,<18 岁的患者不推荐使用。

(四)药物特征比较

1.药理作用比较

异丙托溴铵对各类受体的亲和力无选择性,新一代长效抗胆碱药噻托溴铵对 M_1、M_3 受体的选择性更高、半衰期长。两种抗胆碱药的作用比较见表 3-6。

表 3-6　两种抗胆碱药的作用比较

药物	M受体选择性	扩张支气管	抑制腺体分泌	加快心率
异丙托溴铵	无	＋＋(支气管扩张作用为抑制腺体分泌、增加心率作用的 20 倍)	＋	＋
噻托溴铵	M_3、M_1	＋＋＋(平喘作用强于异丙托溴铵)	－	－

2.不良反应比较

抗胆碱药治疗哮喘主要采用吸入给药,本类药物对支气管的扩张作用虽不如受体激动药,起效也较慢,但不良反应轻且不易产生耐药性。

(1)异丙托溴铵:常见头痛,少见眼部调节障碍;常见恶心、口干,少见胃肠动力障碍;少见心动过速、心悸;少见血管性水肿、荨麻疹、喉头水肿和变态反应;少见尿潴留;罕见吸入刺激产生的支气管痉挛;少见眼部调节障碍。

(2)噻托溴铵:少见头晕、头痛、味觉异常,罕见失眠;常见口干,少见口腔炎、胃食管反流性疾病、便秘、恶心,罕见肠梗阻包括麻痹性肠梗阻、牙龈炎、舌炎、口咽部念珠菌病、吞咽困难;少见房颤,罕见室上性心动过速、心动过速、心悸;少见皮疹,罕见荨麻疹、瘙痒过敏(包括速发型变态反应);少见排尿困难、尿潴留,罕见尿路感染;少见咽炎、发声困难、咳嗽、支气管痉挛、鼻出血,罕见喉炎、鼻窦炎;少见视物模糊,罕见青光眼、眼压增高。

四、吸入性糖皮质激素

吸入性糖皮质激素(inhaled corticosteroid,ICS)是防治各种类型的中-重度慢性哮喘的首选药物,具有局部药物(肺内沉积)浓度高、气道内药物活性大、疗效好和全身性不良反应少等特点。可以减轻患者的症状,提高最大呼气流量和呼吸量,降低气道高反应性,防止哮喘恶化,改善患者的生活质量。近年来认为ICS联合长效 β_2 激动剂(LABA)即 ICS/LABA 联合治疗有更好的疗效,并可避免单用 ICS 时因增加剂量而出现的不良反应。但须注意 ICS 在哮喘急性发作时不能立即奏效,故不能用于急性发作。

ICS 的不良反应常见为局部反应,包括反射性咳嗽、支气管痉挛、喉部刺激、口咽部念珠菌病、声嘶等,通常是暂时的、不严重的。在推荐剂量范围内,ICS 很少发生全身性不良反应。长期大剂量使用时可能引起全身反应,如骨密度降低、白内障、肾上腺抑制、糖代谢异常、易擦伤等。

(一)应用原则与注意事项

1.应用原则

(1)ICS 为控制呼吸道炎症的预防性用药,起效缓慢且须连续和规律地应用2天以上方能发挥作用。

(2)对哮喘急性发作和支气管平滑肌痉挛者宜合并应用 β_2 受体激动剂,以尽快松弛支气管平滑肌。

(3)应当依据哮喘的严重程度给予适当剂量,分为起始和维持剂量。当严重哮喘或哮喘持续发作时,可考虑给予全身性糖皮质激素治疗,待缓解后改为维持量或转为吸入给药。

2.注意事项

(1)掌握正确的吸入方法:掌握正确的吸入方法和技术是决定吸入糖皮质激素是否取得良好疗效和有无有不良反应的关键因素。需长期吸入用药以维持巩固病情者,为预防口咽部白念珠菌感染,应于每次吸入后用清水漱口。

(2)治疗时剂量应个体化,依据患者或儿童的原治疗情况调整剂量。

(3)关注不适宜人群:ICS禁用于对类固醇激素或其制剂辅料过敏的患者。对乳蛋白严重过敏者禁用氟替卡松干粉剂。患有活动性肺结核及肺部真菌、病毒感染者,以及儿童、孕妇慎用。

(二)倍氯米松

1.别称

必可酮,安德心,贝可乐,倍可松。

2.药理作用

本药是局部应用的强效糖皮质激素。因其亲脂性强,气雾吸入后可迅速透过呼吸道和肺组织而发挥平喘作用。其局部抗炎、抗过敏疗效是泼尼松的75倍,是氢化可的松的300倍。

3.药动学

以气雾吸入的方式给药后,生物利用度为10%～20%,具有较高的清除率,较口服用药的糖皮质激素类高3～5倍,故全身性不良反应小。V_d为0.3 L/kg。半衰期为3小时,肝脏疾病时可延长。其代谢产物的70%经胆汁、10%～15%经尿排泄。

4.适应证

用于慢性支气管哮喘。

5.用法用量

(1)成人及12岁以上的儿童:吸入。轻微哮喘,一天200～400 μg或以上,分2～4次用药;中度哮喘,一天600～1 200 μg,分2～4次用药;严重哮喘,一天1 000～2 000 μg,分2～4次用药。

(2)5～12岁的儿童:吸入。一天200～1 000 μg;4岁以下的儿童一天总剂量为100～400 μg,分次用药。

6.不良反应

常见口腔及喉部念珠菌病、声嘶、喉部刺激。

7.禁忌证

对本品过敏或本品中的其他附加成分过敏者禁用。

8.药物相互作用

(1)胰岛素与本药有拮抗作用,糖尿病患者应注意调整本药的剂量。

(2)本药可能影响甲状腺对碘的摄取、清除和转化。

9.注意事项

(1)下列情况慎用,如患有活动期和静止期的肺结核。

(2)对于长期使用糖皮质激素的儿童和青少年,应密切随访其生长状况。

(3)从口服糖皮质激素转为吸入糖皮质激素时,在很长时间内肾上腺储备功能受损的风险仍然存在,应定期监测肾上腺皮质功能。

(4)对可逆性阻塞性气道疾病(包括哮喘)的处理应常规遵循阶梯方案,并应由临床症状及通过肺功能测定监测患者的反应。

(5)本品不适用于患有重度哮喘的患者;不用于哮喘的初始治疗;应个体化用药。

(6)不可突然中断治疗。

(7)每次用药后用水漱口。

10.特殊人群用药

孕妇、哺乳期妇女慎用。

(三)布地奈德

1.别称

雷诺考特,普米克,普米克都保,普米克令舒,布德松。

2.药理作用

本药是局部应用的不含卤素的糖皮质激素类药物,局部抗炎作用强,约为丙酸倍氯米松的2倍、氢化可的松的600倍。

3.药动学

气雾吸入给药后,10%～15%在肺部吸收,生物利用度约为26%;粉雾吸入给药后,全身的生物利用度约为38%,血浆蛋白结合率为85%～90%,V_d为3 L/kg。吸入本药500 μg后,32%的药物经肾排出,15%经粪便排出。吸入给药的半衰期成人为2～3小时,儿童为1.5小时。

4.适应证

支气管哮喘,主要用于慢性持续期支气管哮喘;也可在重度慢性阻塞性肺疾病中使用。

5.用法用量

按个体化给药。在严重哮喘和停用或减量使用口服糖皮质激素的患者,开始使用气雾剂的剂量为成人一天200～1 600 μg,分2～4次使用(较轻的患者一天200～800 μg,较严重者则是一天800～1 600 μg);一般一次200 μg,早、晚各一次;病情严重时一次200 μg,一天4次。儿童2～7岁一天200～400 μg,分2～

4 次使用;7 岁以上一天 200～800 μg,分 2～4 次使用。

鼻喷吸入用于鼻炎,一天 256 μg,可于早晨一次喷入(每侧鼻腔 128 μg)或早、晚分 2 次喷入,奏效后减至最低剂量。

6.不良反应

同其他 ICS。本品可产生局部和全身性不良反应,但由于本品在体内代谢灭活快、清除率高,故其全身性不良反应比二丙酸倍氯米松轻。

7.禁忌证

对本品过敏者禁用。

8.药物相互作用

酮康唑能提高本药的血药浓度,其作用机制可能是抑制了细胞色素 P4503A4 介导的布地奈德的代谢。

9.注意事项

(1)鼻炎、湿疹等变态反应性疾病可使用抗组胺药及局部制剂进行治疗。

(2)肺结核、鼻部真菌感染和疱疹患者慎用。

(3)长期接受吸入治疗的儿童应定期测量身高。

(4)由口服糖皮质激素转为吸入布地奈德或长期高剂量治疗的患者应特别小心,可能在一段时间内处于肾上腺皮质功能不全的状况中,建议进行血液学和肾上腺皮质功能的监测。

(5)在哮喘加重或严重发作期间,或在应激择期手术期间应给予全身性糖皮质激素。

(6)应避免合用酮康唑、伊曲康唑或其他强 CYP3A4 抑制剂。若必须合用上述药物,则用药间隔时间应尽可能长。

10.特殊人群用药

(1)孕妇、哺乳期妇女慎用;本药可进入乳汁中,哺乳期妇女应避免使用,必须使用时应停止哺乳。

(2)2 岁以下儿童用药的安全性和有效性尚不明确,应避免使用。

(四)氟替卡松

1.别称

辅舒碟,辅舒良,辅舒良滴顺,丙酸氟替卡松,氟替卡松丙酸酯。

2.药理作用

本药为局部用强效肾上腺糖皮质激素药物。脂溶性高,易于穿透细胞膜与细胞内的糖皮质激素受体结合,与受体具有高度亲和力。在呼吸道内浓度和存留的时间较长,故其局部抗炎活性更强。

3.药动学

吸入后 30 分钟作用达高峰,起效较布地奈德快 60 分钟。口服的生物利用度仅为 21％,肝清除率亦高,吸收后大部分经肝脏首关效应转化为无活性的代谢物,消除半衰期为 3.1 小时。

4.适应证

(1)用于支气管哮喘的预防性治疗,主要用于慢性持续期支气管哮喘。

(2)用于重度慢性阻塞性肺疾病。

5.用法用量

(1)成人及 16 岁以上的儿童:吸入给药,一次 100～1 000 μg,一天 2 次;一般一次 250 μg,一天 2 次。初始剂量:①轻度哮喘,一次 100～250 μg,一天 2 次;②中度哮喘,一次 250～500 μg,一天 2 次;③重度哮喘,一次 500～1 000 μg,一天 2 次。

(2)4 岁以上的儿童:吸入给药,一次 50～100 μg,一天 2 次。

6.不良反应

其局部不良反应与其他糖皮质激素相同。

7.禁忌证

对本品过敏者禁用。

8.药物相互作用

强效细胞色素 P4503A4 酶抑制药(如酮康唑、利托那韦等)可抑制本药代谢,使其生物利用度及血药浓度增加,从而增加本药导致全身性不良反应的危险性,如库欣综合征或反馈性下丘脑-垂体-肾上腺轴抑制。

9.注意事项

(1)活动期或静止期肺结核患者、有糖尿病病史的患者慎用。

(2)其他同倍氯米松。

10.特殊人群用药

(1)尚缺乏妊娠期间应用本药的安全性资料,孕妇用药应权衡利弊。哺乳期妇女应权衡利弊后用药。

(2)老年人长期大剂量使用易引起骨质疏松,甚至骨质疏松性骨折。

(3)儿童用药可导致生长延迟、体重增长减缓及颅内压增高等。此外,儿童的体表面积与体重之比较大,局部用药发生反馈性下丘脑-垂体-肾上腺轴抑制的危险性更大。因此儿童应谨慎用药,应尽可能采用最低的有效治疗剂量并避免长期持续使用(连续用药 4 周以上的安全性和有效性尚不明确)。

(五)药物特征比较

1.剂量比较

见表 3-7。

表 3-7　常用 ICS 的每天剂量(μg)

药物	低剂量	中剂量	高剂量
二丙酸倍氯米松	200~500	500~1 000	>1 000
布地奈德	200~400	400~800	>800
丙酸氟替卡松	100~250	250~500	>500
环索奈德	80~160	160~320	>320

2.药理作用比较

见表 3-8。

表 3-8　ICS 的药理作用比较

	布地奈德	二丙酸倍氯米松	氟替米松
与 GCR 结合 *	9.4	0.4	18
水溶性(μg/mL)	14	0.1	0.04
气道黏液浓度	最高	略高	低
与黏膜结合	最高	略高	低
肺部沉积率	最高	低	略高
抗炎作用 *	980	600	1 200
生物利用度	6%~10%	20%	<10%
肝清除率	1.4 L/min	较慢	0.9 L/min

* 以地塞米松为 1。

3.不良反应比较

见表 3-9。

表 3-9　常用 ICS 的不良反应发生率(%)

不良反应	倍氯米松 MDI *	布地奈德 DPI	氟替卡松 MDI *	莫米松 DPI	曲安奈德 MDI	氟替卡松/沙美特罗 MDI * 和 DPI
发声困难	<1	1~6	2~6	1~3	1~3	2~5
咳嗽	—	5	4~6	—	—	3~6
念珠菌病	—	2~4	2~5	4~6	2~4	4~10

续表

不良反应	倍氯米松 MDI*	布地奈德 DPI	氟替卡松 MDI*	莫米松 DPI	曲安奈德 MDI	氟替卡松/沙美特罗 MDI*和DPI
上呼吸道感染	3～17	19～24	16～18	8～15	—	10～27
胃肠道反应	<1	1～4	1～3	1～5	2～5	1～7
头痛	8～17	13～14	5～11	17～22	7～21	12～20

* 指以 HFA(氢氟化物)为抛射剂;MDI:定量吸入气雾剂;DPI:干粉吸入剂。

五、抗过敏平喘药

本类药物包括变态反应介质阻释剂色甘酸钠、酮替芬和白三烯受体阻滞剂扎鲁司特、孟鲁司特等。变态反应介质阻释剂通过稳定肺组织的肥大细胞膜,抑制变态反应介质释放,对多种炎性细胞亦有抑制作用。白三烯受体阻滞剂通过阻断半胱氨酰白三烯的合成或拮抗其与受体的作用发挥平喘作用。其平喘作用起效较慢,不宜用于哮喘急性发作期的治疗,临床上主要用于预防哮喘的发作。

(一)应用原则与注意事项

(1)该类药物主要用于预防性治疗,在哮喘急性发作时无效。

(2)白三烯受体阻滞剂起效慢,作用较弱于色甘酸钠,仅用于轻、中度哮喘和稳定期的控制,或合并应用以减少糖皮质激素和 β_2 受体激动剂的剂量。

(3)白三烯受体阻滞剂在治疗哮喘上不宜单独应用,对 12 岁以下的儿童、孕妇及哺乳期妇女应权衡利弊后应用。

(二)色甘酸钠

1.别称

咳乐钠,宁敏,色甘酸,色甘酸二钠,咽泰。

2.药理作用

本品无松弛支气管平滑肌的作用和 β 受体激动作用,亦无直接拮抗组胺、白三烯等过敏介质的作用和抗炎症作用,但在抗原攻击前给药可预防速发型和迟发型过敏性哮喘。亦可预防运动和其他刺激诱发的哮喘。

3.药动学

口服极少吸收。干粉喷雾吸入时其生物利用度约为 10%,吸入后 10～20 分钟即达血药峰浓度(正常人为 14～91 ng/mL,哮喘患者为 1～36 ng/mL),血浆蛋白结合率为 60%～75%,V_d 为 0.13 L/kg,血浆半衰期为 1～1.5 小时,经胆汁和尿排泄。

107

4.适应证

(1)用于预防支气管哮喘发作,对轻度哮喘可能有治疗作用。

(2)可用于过敏性鼻炎、季节性花粉症、春季角膜炎、结膜炎、过敏性湿疹及某些皮肤瘙痒症。

(3)可用于溃疡性结肠炎和直肠炎。

5.用法和用量

(1)干粉吸入:一次 20 mg,一天 4 次;症状减轻后一天 40~60 mg;维持量为一天 20 mg。

(2)气雾吸入:一次 3.5~7 mg,一天 3~4 次,一天最大剂量为 32 mg。

6.不良反应

鼻刺痛、烧灼感、打喷嚏、头痛、嗅觉改变、一过性支气管痉挛;罕见鼻出血、皮疹等。

7.禁忌证

对本品过敏者禁用。

8.药物相互作用

(1)与异丙肾上腺素合用可提高疗效。

(2)与糖皮质激素合用可增强治疗支气管哮喘的疗效。

(3)与氨茶碱合用可减少茶碱的用量,并提高平喘疗效。

9.注意事项

(1)掌握正确的用药方法。无论气雾吸入、粉雾吸入或局部喷布,务必使药物尽量到达病变组织;喷布时间必须与患者的呼吸协调一致。

(2)本品极易潮解,应注意防潮。

(3)不要中途突然停药,以免引起哮喘复发。

(4)本品并非直接舒张支气管而属预防性作用,故应在哮喘易发季节前 1~3 周用药。

(5)吸入色甘酸钠可能引起支气管痉挛,可提前数分钟吸入选择性 β_2 受体激动剂。

(6)肝、肾功能不全者慎用。

10.特殊人群用药

孕妇及哺乳期妇女慎用。

(三)酮替芬

1.别称

贝卡明,喘者定,敏喘停,噻苯酮,噻喘酮。

2.药理作用

本药为强效抗组胺和过敏介质阻释剂。本品的抗组胺作用较长而抗过敏作用的持续时间较短,以上两种作用各自独立。

3.药动学

口服后吸收迅速而完全,3～4 小时达血药浓度峰值。当血药浓度达到 100～200 μg/mL 时,本药 75% 与血浆蛋白结合。半衰期约 1 小时。一部分经肝脏代谢,60% 经尿排泄,其余经粪便、汗液排泄。

4.适应证

(1)用于支气管哮喘,对过敏性、感染性和混合性哮喘都有预防发作的效果。

(2)喘息性支气管炎、过敏性咳嗽。

(3)过敏性鼻炎、过敏性结膜炎、过敏性皮炎。

5.用法用量

口服。成人一次 1 mg,一天 2 次;极量为一天 4 mg。儿童 4～6 岁一次 0.4 mg,6～9 岁一次 0.5 mg,9～14 岁一次 0.6 mg;以上均为一天 1～2 次。

6.不良反应

常见嗜睡、倦怠、口干、恶心等胃肠道反应;偶见头痛、头晕、迟钝、体重增加。

7.禁忌证

对本品过敏者、车辆驾驶员、机械操作者及高空作业者工作时禁用。

8.药物相互作用

(1)与乙醇及镇静催眠药合用可增强困倦、乏力等症状,应避免合用。

(2)与抗胆碱药合用可增加后者的不良反应。

(3)与口服降血糖药合用时,少数糖尿病患者可见血小板计数减少,故两者不宜合用。

(4)本品抑制齐多夫定的肝内代谢,应避免合用。

(5)本品与抗组胺药有协同作用。

9.注意事项

过敏体质者慎用。

10.特殊人群用药

(1)孕妇慎用;哺乳期妇女应用本品应停止哺乳。

(2)3岁以下的儿童不推荐使用本品。

(四)孟鲁司特

1.别称

蒙泰路特钠,孟鲁司特钠,顺尔宁。

2.药理作用

本药为高选择性半胱氨酰白三烯(Cys-LTs)受体阻滞剂,通过抑制 LTC_4、LTE_4 与受体的结合,可缓解白三烯介导的支气管炎症和痉挛状态,减轻白三烯所致的激惹症状,改善肺功能。

3.药动学

口服吸收迅速而完全,口服的平均生物利用度为64%,99%的本品与血浆蛋白结合。本品几乎被完全代谢,细胞色素 P4503A4 和 2C9 与其代谢有关。完全由胆汁排泄,在健康受试者中的平均血浆半衰期为 2.7~5.5 小时。

4.适应证

用于哮喘的预防和长期治疗,包括预防白天和夜间的哮喘症状,治疗对阿司匹林敏感的哮喘患者及预防运动诱发的支气管哮喘。也用于减轻过敏性鼻炎引起的症状(15岁及15岁以上成人的季节性过敏性鼻炎和常年性过敏性鼻炎)。

5.用法用量

口服。成人及15岁以上的儿童一次 10 mg,一天 1 次;6~14岁的儿童一次 5 mg,一天1次;2~5岁的儿童一次 4 mg,一天 1 次,睡前服用咀嚼片。

6.不良反应

不良反应较轻微,通常不须终止治疗。临床试验中,本药治疗组有≥1%的患者出现与用药有关的腹痛和头痛。

7.禁忌证

对本品任何成分过敏者禁用。

8.药物相互作用

(1)利福平可减少本药的生物利用度。

(2)与苯巴比妥合用时,本药的曲线下面积(AUC)减少大约40%,但是不推荐调整本药的使用剂量。

(3)本药在推荐剂量下不对下列药物的药动学产生有临床意义的影响,如茶碱、泼尼松、泼尼松龙、口服避孕药(炔雌醇/炔诺酮)、特非那定、地高辛和华法林。

9.注意事项

(1)在医师的指导下可逐渐减少合并使用的吸入性糖皮质激素的剂量,但不应突然停用糖皮质激素。

(2)在减少全身用糖皮质激素的剂量时,偶见嗜酸性粒细胞增多症、血管性皮疹、肺部症状恶化、心脏并发症和神经病变,因此患者在减少全身用糖皮质激素的剂量时应加以注意并做适当的临床监护。

10.特殊人群用药

(1)孕妇应避免使用本品。

(2)哺乳期妇女慎用。

(3)6个月以下儿童用药的安全性和有效性尚未明确。

(五)扎鲁司特

1.别称

安可来,扎非鲁卡。

2.药理作用

本药为口服的长效高度选择性半胱氨酰白三烯(Cys-LTs)受体阻滞剂,既能拮抗白三烯的促炎症活性,也可拮抗白三烯引起的支气管平滑肌收缩,从而减轻哮喘的有关症状和改善肺功能。使用本品不改变平滑肌对 β_2 受体的反应性,对抗原、阿司匹林、运动及冷空气等所致的支气管收缩痉挛均有良好疗效。

3.药动学

口服吸收良好,血药浓度达峰时间(t_{max})约为 3 小时,但服药 2 小时内便可产生明显的首剂效应。血浆蛋白结合率为99%。本药主要在肝脏代谢,消除半衰期约为 10 小时。主要经粪便排泄(89%),经尿排泄仅为口服剂量的10%。

4.适应证

用于轻、中度慢性哮喘的预防及长期治疗。对于用 β_2 受体激动药治疗不能完全控制病情的哮喘患者,本品可以作为一线维持治疗。

5.用法用量

口服,成人及 12 岁以上儿童的起始剂量及维持剂量为一次 20 mg,一天 2 次。根据临床反应,剂量可逐步增加至 40 mg,一天 2 次时疗效更佳。

6.不良反应

头痛、胃肠道反应、皮疹、变态反应(荨麻疹和血管性水肿)、轻微的肢体水肿(极少)、挫伤后出血障碍、粒细胞缺乏症、谷草转氨酶及谷丙转氨酶升高、高胆红素血症;罕见肝衰竭。

7.禁忌证

对本产品及其组分过敏者、肝功能不全者禁用。

8.药物相互作用

(1)在肝脏经 CYP2C9 药酶代谢,并抑制 CYP2C9 的活性,可升高其他 CYP2C9 抑制剂如抗真菌药氟康唑、他汀类调血脂药氟伐他汀的血药浓度。

(2)本品亦可抑制 CYP2D6 的活性,使经该药酶代谢的 β 受体阻滞剂、抗抑郁药和抗精神病药的血药浓度升高。

(3)阿司匹林可使扎鲁司特的血药浓度升高。

(4)与华法林合用可增高华法林的血药浓度,使凝血酶原时间延长。

(5)红霉素、茶碱及特非那定可降低本品的血药浓度。

9.注意事项

(1)如发生血清氨基转移酶升高等肝功能不全的症状或体征,应对患者进行相应的处理。

(2)若出现系统性嗜酸性粒细胞增多,有时临床体征表现为系统性脉管炎,与 Churg-Strauss 综合征的临床特点相一致,常与减少口服糖皮质激素的用量有关。

(3)本品不适用于解除哮喘急性发作时的支气管痉挛。

(4)不宜用本品突然替代吸入或口服的糖皮质激素治疗。

(5)对于易变性哮喘或不稳定性哮喘的治疗效果尚不明确。

10.特殊人群用药

(1)孕妇、哺乳期妇女慎用。

(2)65 岁以上的老年人对本药的清除率降低,但尚无资料证明可导致药物蓄积。服用本药后,老年患者的感染率增加,但症状较轻,主要影响呼吸道,不必终止治疗。

(3)国内的资料指出,12 岁以下儿童用药的安全性和有效性尚不明确,不推荐 12 岁以下的儿童使用。

(六)药物特征比较

1.药物相互作用比较

见表 3-10。

2.不良反应比较

白三烯受体阻滞剂可引起嗜酸性粒细胞增多、血管炎性皮疹、心肺系统异常和末梢神经异常,应予以注意。

表 3-10　常用的白三烯受体调节药与有关药物的相互作用

药物	代谢酶	对 P450 同工酶的影响	药物相互作用
扎鲁司特	CYP2C9	抑制 CYP2C9、CYP3A4	抑制华法林的代谢,能延长凝血酶原时间约 35%;红霉素、特非那定和茶碱可能降低本品的血药浓度(分别约为 40%、54% 和 30%),但本品不影响这 3 种药物的浓度;高剂量的阿司匹林可增加本品的血药浓度约 45%
孟鲁斯特	CYP3A4 CYP2C9	不影响 CYP3A4、2C9、1A2、2A6、2C19、2D6 的活性;抑制 CYP2C8(体外)	对华法林、特非那定、茶碱、地高辛、泼尼松龙、口服避孕药等的药动学无明显影响;苯巴比妥、利福平等肝药酶诱导剂可降低本品的 AUC 约 40%,应酌情调整剂量;不抑制紫杉醇、罗格列酮、瑞格列奈经 CYP2C8 代谢

(1)色甘酸钠:恶心、口干;偶见皮疹;刺激性咳嗽,偶有排尿困难。

(2)酮替芬:嗜睡、头晕目眩、头痛;口干、恶心;皮疹;体重增加。

(3)孟鲁司特:头痛、睡眠异常;腹痛、恶心、呕吐、消化不良、腹泻;肌肉痉挛、肌痛。

(4)扎鲁司特:出血障碍、粒细胞缺乏;头痛;胃肠道反应、谷丙转氨酶及谷草转氨酶升高、高胆红素血症;荨麻疹和血管性水肿。

(5)曲尼司特:可见红细胞计数及血红蛋白降低、外周嗜酸性粒细胞增多;偶见头痛、眩晕、失眠、嗜睡;少见食欲缺乏、腹痛、恶心、呕吐、腹泻;可见皮疹、全身瘙痒;少见尿频、尿急、血尿。

第三节　镇咳、祛痰药

一、镇咳药

咳嗽动作是因各种刺激作用于不同的感受器,主要通过迷走神经及运动神经传入中枢神经系统,再经迷走神经及运动神经将信息传向至喉头肌及参与咳嗽动作的骨骼肌等,以完成咳嗽动作。一般把抑制咳嗽反射活动中枢环节的药物称为中枢性镇咳药,如咖啡因、福尔可定及右美沙芬;抑制中枢以外的其他环节者称为外周性镇咳药;有的药物兼有中枢和外周两种作用,如苯丙哌林、喷托维林及复方甘草合剂等。

(一)应用原则与注意事项

1.应用原则

(1)因过敏引起的咳嗽应选用抗过敏药物,如苯海拉明、氯雷他定、西替利嗪等。

(2)因普通感冒、咽喉炎引起的咳嗽,如果咳嗽较轻、干咳、痰量少,可选复方甘草合剂等;如咳嗽剧烈、频繁、夜间加重或已经影响睡眠,可选可待因、右美沙芬等。

2.注意事项

(1)对轻度的咳嗽一般无须应用镇咳药。对于无痰而剧烈的干咳,或有痰且过于频繁的剧烈咳嗽,可适当地应用镇咳药,以缓解咳嗽。

(2)选用镇咳祛痰复方制剂进行治疗时,最好只选一种药物。

(3)含可待因或其他阿片类的镇咳制剂一般不宜给儿童应用,1岁以下的儿童更应完全不用。

(4)当肺癌出现异常痛苦的咳嗽时,可应用吗啡、美沙酮等吗啡受体激动药;但在其他原因所致的咳嗽因可引起痰液潴留、抑制呼吸及成瘾性,则属禁忌。

(5)妊娠3个月内的妇女忌用右美沙芬,另外磷酸可待因可透过胎盘,使胎儿成瘾,应慎用;磷酸可待因还可自乳汁中排出,哺乳期妇女慎用。

(6)肝功能不全时因肝脏不能将铵离子转化为尿素而容易中毒,此时禁用氯化铵;肾功能不全时也禁用。

(二)可待因

1.别称
甲基吗啡,克斯林,新泰洛其,可非,奥亭。

2.药理作用
本药具有镇咳、抑制支气管腺体的分泌、中枢性镇痛、镇静作用。

3.药动学
本药口服后较易经胃肠道吸收,吸收后主要分布于肺、肝、肾和胰脏中,血浆蛋白结合率约为 25%。易透过血-脑屏障,也能透过胎盘屏障。本药在体内经肝脏代谢,半衰期为 2.5~4 小时,其代谢产物主要经肾随尿液排出。

4.适应证
(1)用于各种原因引起的剧烈干咳和刺激性咳嗽(尤其适合于伴有胸痛的剧

烈干咳)。

(2)用于中度以上疼痛时镇痛。

(3)用于局麻或全麻时镇静。

5.用法用量

(1)成人:口服,一次 15～30 mg,一天 2～3 次;极量为一次 100 mg,一天 250 mg。

(2)儿童:口服,镇痛时一次 0.5～1 mg/kg,一天 3 次;镇咳时用量为镇痛剂量的 1/3～1/2。

(3)肾功能不全患者:口服,肌酐清除率(Ccr)不低于 50 mL/min 者不必调整剂量;Ccr 为10～50 mL/min 者给予常规剂量的 75%;Ccr 低于 10 mL/min 者给予常规剂量的 50%。

(4)肝功能不全患者:口服,本药的吗啡样作用时间延长,需要调整剂量,但目前尚无具体的剂量调整方案。

6.不良反应

常见幻想,呼吸微弱、缓慢或不规则,心率或快或慢;少见惊厥,耳鸣,震颤或不能自控的肌肉运动,荨麻疹、瘙痒、皮疹或脸肿等变态反应;长期应用产生依赖性,常用量引起依赖性的倾向较其他吗啡类弱,典型症状为食欲减退、腹泻、牙痛、恶心、呕吐、流涕、寒战、打喷嚏、打呵欠、睡眠障碍、胃痉挛、多汗、衰弱无力、心率增速、情绪激动或原因不明的发热。

7.禁忌证

对本药或其他阿片衍生物类药物过敏者、呼吸困难者、昏迷患者、痰多的患者禁用。

8.药物相互作用

(1)与解热镇痛药合用有协同镇痛作用,可增强止痛效果。

(2)与抗胆碱药合用可加重便秘或尿潴留等不良反应。

(3)与美沙酮或其他吗啡类药合用可加重中枢性呼吸抑制作用。

(4)在服用本药的 14 天内若同时给予单胺氧化酶抑制药,可导致不可预见的、严重的不良反应。

(5)与西咪替丁合用能诱发精神错乱、定向力障碍和呼吸急促。

9.注意事项

(1)本药属麻醉药,使用应严格遵守国家麻醉药品管理条例。

(2)本药不能静脉给药。口服给药宜与食物或牛奶同服,以避免胃肠道反应。

（3）由于本药能抑制呼吸道腺体分泌和纤毛运动，故对有少量痰液的剧烈咳嗽宜合用祛痰药。

（4）药物过量的处理：①对呼吸困难者应给予吸氧，对呼吸停止者应给予人工呼吸；②经诱导呕吐或洗胃使胃内药物排出；③给予阿片拮抗药（如纳洛酮单剂量 400 μg，静脉给药）；④给予静脉补液和/或血管升压药。

10.特殊人群用药

本药可透过胎盘，使胎儿成瘾，引起新生儿的戒断症状（如过度啼哭、打喷嚏、打呵欠、腹泻、呕吐等）。美国 FDA 对本药的妊娠安全性分级为 C 级，如果长时期或高剂量使用则为 D 级。本药可经乳汁分泌，有导致新生儿肌力减退和呼吸抑制的危险，哺乳期妇女应慎用。

(三)福尔可定

1.别称

奥斯灵，澳特斯，福必安，福可定，吗啉吗啡。

2.药理作用

本药为中枢性镇咳药，可选择性地作用于延髓咳嗽中枢，并有镇静和镇痛作用。

3.药动学

口服吸收良好，生物利用度约为 40%，血浆蛋白结合率约为 10%。代谢及消除缓慢，消除半衰期约为 37 小时。

4.适应证

用于剧烈干咳和中等程度的疼痛。

5.用法用量

口服，成人每次 5～10 mg，每天 3 次。儿童 5 岁以上的儿童每次 2.5～5 mg，每天 3 次；1～5 岁的儿童每次 2～2.5 mg，每天 3 次。极量为每天 60 mg。

6.不良反应

偶见恶心、嗜睡等；大剂量可引起烦躁不安及运动失调。

7.禁忌证

对本药有耐受性者，痰多及患有严重的高血压、冠心病的患者禁用。

8.药物相互作用

与单胺氧化酶抑制剂合用可致血压升高，故两药禁止合用。

9.注意事项

(1)避免将本药与其他拟交感神经药(如食欲抑制药、苯丙胺、抗高血压药及其他抗组胺药)合用。

(2)长期使用可致依赖性。

(3)严重的肝、肾功能损害者需调整剂量。

10.特殊人群用药

妊娠期间服用本药的安全性尚未确立,故孕妇慎用。

(四)右美沙芬

1.别称

洛顺,普西兰,瑞凯平,双红灵,可乐尔。

2.药理作用

本药通过抑制延髓咳嗽中枢而发挥中枢性镇咳作用。无镇痛作用,长期应用未见耐受性和成瘾性。治疗剂量不抑制呼吸。

3.药动学

口服吸收良好,15～30 分钟起效,作用持续 3～6 小时;皮下或肌内注射后吸收迅速,镇咳作用的平均起效时间为 30 分钟。本药在肝脏代谢,原形药及代谢物主要由肾脏排泄。

4.适应证

用于干咳,适用于感冒、咽喉炎及其他上呼吸道感染时的咳嗽。

5.用法用量

(1)成人:一次 10～15 mg,一天 3～4 次。

(2)儿童:①一般用法,2 岁以下儿童的剂量未定;2～6 岁一次 2.5～5 mg,一天 3～4 次;6～12 岁一次 5～10 mg,一天 3～4 次。②咀嚼片,一天 1 mg/kg,分 3～4 次服用。③糖浆剂,2～3 岁一次 4.5～5.25 mg,一天 3 次;4～6 岁一次 6～7.5 mg,一天 3 次;7～9 岁一次 7.5～9 mg,一天 3 次;10～12 岁一次 10.5～12 mg,一天 3 次。

6.不良反应

头晕、头痛、嗜睡、易激动、嗳气、食欲减退、便秘、恶心、皮肤过敏,停药后上述反应可自行消失。过量可引起神志不清、支气管痉挛、呼吸抑制。

7.禁忌证

对本药过敏者、有精神病病史者、正服用单胺氧化酶抑制剂的患者、妊娠早期妇女禁用。

8.药物相互作用

(1)胺碘酮可提高本药的血药浓度。

(2)与氟西汀、帕罗西汀合用可加重本药的不良反应。

(3)与单胺氧化酶抑制药合用时可出现痉挛、反射亢进、异常发热、昏睡等症状。

(4)与阿片受体阻滞剂合用可出现戒断综合征。

(5)乙醇可增强本药的镇静及中枢抑制作用。

9.注意事项

(1)本药的缓释片不要掰碎服用,缓释混悬液服用前应充分摇匀。

(2)用药后的患者应避免从事高空作业和汽车驾驶等操作。

(3)毒性剂量会引起嗜睡、共济失调、眼球震颤、惊厥、癫痫发作等。对此可采取吸氧、输液、排出胃内容物等,必要时静脉注射盐酸纳洛酮 0.005 mg/kg 以对抗抑郁,癫痫发作时可用短效巴比妥类药物。

10.特殊人群用药

(1)孕妇及哺乳期妇女:有资料表明本药可影响早期胎儿的发育,故妊娠早期妇女禁用,妊娠中、晚期孕妇慎用。美国 FDA 对本药的妊娠安全性分级为 C 级。哺乳期妇女慎用。

(2)老年人:剂量酌减。

(五)苯丙哌林

1.别称

咳快好,科福乐,咳哌宁,可立停,刻速清。

2.药理作用

本品为非麻醉性镇咳药,主要阻断肺及胸膜感受器的传入感觉神经冲动,同时也直接对镇咳中枢产生抑制作用,并具有罂粟碱样平滑肌解痉作用。

3.药动学

口服易吸收,服后 15～20 分钟生效,作用持续 4～7 小时。本药缓释片吸收进入血液的速度与体内代谢的速度相当,且释放速度与吸收同步。

4.适应证

用于治疗感染(包括急、慢性支气管炎)、吸烟、刺激物、过敏等原因引起的咳嗽,对刺激性干咳效佳。

5.用法用量

口服,一次 20～40 mg(以苯丙哌林计),一天 3 次;缓释片为一次 40 mg(以苯丙哌林计),一天2次。

6.不良反应

服药后可出现一过性口、咽部发麻的感觉,偶有口干、头晕、嗜睡、食欲缺乏、胃部烧灼感、全身疲乏、胸闷、腹部不适、皮疹等。

7.禁忌证

对本药过敏者禁用。

8.药物相互作用

尚不明确。

9.注意事项

(1)因本药对口腔黏膜有麻醉作用,故服用片剂时宜吞服或用温水冲溶后口服,切勿嚼碎。

(2)服药期间若出现皮疹,应停药。

10.特殊人群用药

(1)动物实验虽未发现致畸作用,但本药在妊娠期间的用药安全性尚未确定,孕妇应慎用。虽未见本药在乳汁中排出的报道,但哺乳期妇女应慎用。

(2)儿童用药时酌情减量。

(六)喷托维林

1.别称

咳必清,鲁明贝宁,托克拉斯,枸橼酸维静宁,维静宁。

2.药理作用

本药为人工合成的非成瘾性中枢性镇咳药,对咳嗽中枢有选择性抑制作用。除对延髓的呼吸中枢有直接抑制作用外,还有微弱的阿托品样作用和局麻作用,吸收后可轻度抑制支气管内感应器,减弱咳嗽反射,并可使痉挛的支气管平滑肌松弛,降低气道阻力,故兼有末梢镇咳作用。其镇咳作用的强度约为可待因的 1/3。

3.药动学

口服易吸收,在 20～30 分钟内起效,一次给药作用可持续 4～6 小时。药物吸收后部分由呼吸道排出。

4.适应证

适用于多种原因(如急、慢性支气管炎等)引起的无痰干咳,也可用于百日咳。

5.用法用量

(1)成人:口服,一次 25 mg,一天 3～4 次。

(2)儿童:5 岁以上一次 6.25～12.5 mg,一天 2～3 次。

6.不良反应

药物的阿托品样作用偶可导致轻度头晕、头痛、嗜睡、眩晕、口干、恶心、腹胀、便秘及皮肤过敏等不良反应。

7.禁忌证

呼吸功能不全者、心力衰竭患者、因尿道疾病而致尿潴留者、孕妇、哺乳期妇女禁用。

8.药物相互作用

马来酸醋奋乃静、异戊巴比妥、溴哌利多、溴苯那敏、布克力嗪、丁苯诺啡、丁螺环酮、水合氯醛等可增加本药的中枢神经系统和呼吸系统抑制作用。

9.注意事项

(1)痰多者使用本药宜与祛痰药合用。

(2)服药后禁止驾车及操作机器。

(3)药物过量可出现阿托品中毒样反应,如烦躁不安、癫痫样发作、精神错乱等,还可见面部及皮肤潮红、瞳孔散大、对光反射消失、腱反射亢进等症状。

10.特殊人群用药

(1)儿童用药时酌情减量。

(2)孕妇、哺乳期妇女禁用。

(七)复方甘草合剂

1.别称

复方甘草(合剂),布拉崂,阿片酊,甘草流浸膏,八角茴香油。

2.药理作用

本品中的甘草流浸膏为保护性祛痰剂;酒石酸锑钾为恶心性祛痰药;复方樟脑酊为镇咳药;甘油、浓氨溶液、乙醇均为辅料,可保持制剂稳定,防止沉淀生成及析出。

3.药动学

尚不明确。

4.适应证

用于上呼吸道感染、支气管炎和感冒时所产生的咳嗽及咳痰不爽。

5.用法用量

口服,一次 5～10 mL,一天 3 次,服时振摇。

6.不良反应

有轻微的恶心、呕吐反应。

7.禁忌证

(1)孕妇及哺乳期妇女禁用。

(2)对本品过敏者禁用。

8.药物相互作用

(1)服用本品时注意避免同时服用强力镇咳药。

(2)如正在服用其他药品,使用本品前请咨询医师或药师。

9.注意事项

(1)若本品服用 1 周症状未缓解,请咨询医师。

(2)胃炎及胃溃疡患者慎用。

(3)如服用过量或发生严重不良反应时应立即就医。

(4)慢性阻塞性肺疾病合并肺功能不全者慎用。

(5)请将此药品放在儿童不能接触的地方。

10.特殊人群用药

(1)孕妇及哺乳期妇女禁用。

(2)儿童用量请咨询医师或药师,儿童必须在成人的监护下使用。

(八)药物特征比较

1.药理作用比较

上述镇咳药物因结构和剂型不同,其药理作用特征各异,具体药物的药理作用特点详见表 3-11。

表 3-11　镇咳药物的药理作用比较

药理作用	可待因	福尔可定	右美沙芬	苯丙哌林	喷托维林
延髓咳嗽中枢	＋＋＋	＋＋＋	＋＋＋	＋＋＋＋ (可待因的 2～4 倍)	＋
支气管内感应器	－	－	－	＋	＋＋
支气管腺体	＋	＋	＋	－	－
支气管平滑肌	－	－	－	＋＋	＋
呼吸中枢	＋＋	＋	－	－	＋

药理作用	可待因	福尔可定	右美沙芬	苯丙哌林	喷托维林
镇痛	++ (吗啡的 1/10~1/7)	++	—	—	—

注:+代表作用强度;—代表未有相应的药理作用

2.主要不良反应比较

镇咳药物的中枢神经系统不良反应多见,如亢奋、眩晕、嗜睡、头痛、神志模糊、疲劳等;消化系统症状也较多见,如胃部不适、恶心、便秘等。

(1)可待因:心理变态或幻想,长期应用可引起药物依赖性;呼吸微弱、缓慢或不规则;恶心、呕吐,大剂量服药后可发生便秘;心律失常;瘙痒、皮疹或颜面肿胀。

(2)福尔可定:嗜睡,大剂量可引起烦躁不安及运动失调,长期使用可致依赖性;恶心。

(3)右美沙芬:常见亢奋,有时出现头痛、头晕、失眠,偶见轻度嗜睡;偶有抑制呼吸现象;常见胃肠道紊乱,少见恶心、呕吐、便秘、口渴;皮疹。

(4)苯丙哌林:头晕、嗜睡;口干、食欲缺乏、胃部灼烧感、腹部不适;皮疹。

(5)喷托维林:轻度头晕、头痛、嗜睡、眩晕;口干、恶心、腹胀、便秘;皮肤过敏。

二、祛痰药

在正常情况下,呼吸道内不断有小量分泌物生成,形成一薄层黏液,起到保护作用,并参与呼吸道的清除功能。在呼吸道炎症等病理情况下,分泌物发生质和量的改变,刺激黏膜下感受器使咳嗽加重;大量痰液还可阻塞呼吸道引起气急,甚至窒息;由于痰液是良好的培养基,有利于病原体滋生引起继发性感染,此时促使痰液排出就是重要的治疗措施之一。

祛痰药主要包括黏液溶解药及刺激性祛痰药(又称恶心性祛痰药)。前者使痰液中的黏性成分分解或黏度下降,使痰易于排出,如溴己新、氨溴索、乙酰半胱氨酸、羧甲司坦等;后者刺激胃黏膜反射性引起气道分泌较稀的黏液稀化痰液,使痰易于排出,如氯化铵、远志等。

(一)应用原则与注意事项

1.应用原则

普通感冒、喉炎引起的咳嗽一般以干咳多见,即使有痰,也一般为透明、白色或水样痰；如痰液为黄、棕色和绿色则表明存在细菌感染；咳粉红色泡沫痰则表明可能存在心脏病，咳嗽伴咯血或痰中带血可能为支气管扩张、肺结核或肺癌。应根据不同疾病的痰液特点选择祛痰药，如黏稠痰或痰量较多可选氨溴索或桃金娘油，如有脓性痰则应选用乙酰半胱氨酸或糜蛋白酶。

2.注意事项

(1)祛痰药大多仅对咳痰症状有一定作用，在使用时还应注意咳嗽、咳痰的病因。

(2)黏液溶解药不可与强镇咳药合用，因为会导致稀化的痰液堵塞气道。

(3)祛痰药基本都对胃黏膜有刺激作用，胃炎及胃溃疡患者应慎用。

(二)溴己新

1.别称

必咳平，赛维，必消痰，傲群，亿博新。

2.药理作用

本药是从鸭嘴花碱得到的半合成品，具有减少和断裂痰液中黏多糖纤维的作用，使痰液黏度降低、痰液变薄、易于咳出。还能抑制黏液腺和杯状细胞中酸性糖蛋白的合成，使痰液中的唾液酸(酸性黏多糖的成分之一)含量减少，痰液黏度下降，有利于痰咳出。此外，本药的祛痰作用尚与其促进呼吸道黏膜的纤毛运动及具有恶心性祛痰作用有关。

3.药动学

本药口服吸收迅速而完全，1 小时血药浓度达峰值，并在肝脏中广泛代谢，消除半衰期为6.5 小时。口服本药后的 24 小时内和 5 天内，经尿液排出的药量大约分别为口服量的 70％和 88％，其中大部分为代谢物形式，仅少量为原形。另有少许经粪便排出。

4.适应证

主要用于急、慢性支气管炎，肺气肿，哮喘，支气管扩张，硅沉着病等痰液黏稠而不易咳出的症状。

5.用法用量

(1)成人。①口服给药：一次 8～16 mg，一天 3 次。②肌内注射：一次 4～8 mg，一天 2 次。③静脉注射：一次 4～8 mg，加入 25％葡萄糖注射液 20～40 mL 中缓慢注射。④静脉滴注：一次 4～8 mg，加入 5％葡萄糖注射液 250 mL 中滴入。⑤气雾吸入：0.2％溶液一次 0.2 mL，一天 1～3 次。

(2)儿童：口服给药，一次 4～8 mg，一天 3 次。

6.不良反应

(1)轻微的不良反应有头痛、头昏、恶心、呕吐、胃部不适、腹痛、腹泻,减量或停药后可消失。

(2)严重的不良反应有皮疹、遗尿。

(3)使用本药期间可有血清氨基转移酶一过性升高的现象。

7.禁忌证

对本药过敏者禁用。

8.药物相互作用

本药能增加四环素类抗生素在支气管中的分布浓度,合用可增强抗菌疗效。

9.注意事项

(1)本药宜在饭后服用。

(2)国外有多种与抗生素联合制成的复方制剂,对急、慢性支气管炎,肺炎,扁桃体炎,咽炎等呼吸道感染疾病的疗效比单用抗生素好。

10.特殊人群用药

孕妇及哺乳期妇女慎用。

(三)氨溴索

1.别称

沐舒坦,菲得欣,伊诺舒,兰勃素,美舒咳。

2.药理作用

本药为溴己新在人体内的代谢产物,为黏液溶解剂,作用比溴己新强。能增加呼吸道黏膜浆液腺的分泌,减少和断裂痰液中的黏多糖纤维,使痰液黏度降低,痰液变薄,易于咳出。本药还可激活肺泡上皮Ⅱ型细胞合成表面活性物质,降低黏液的附着力,改善纤毛与无纤毛区的黏液在呼吸道中的输送,以利于痰液排出,达到廓清呼吸道黏膜的作用,直接保护肺功能。另外,本药有一定的止咳作用,镇咳作用相当于可待因的1/2。

3.药动学

本药口服吸收迅速而完全,0.5～3小时血药浓度达峰值。主要分布于肺、肝、肾中,血浆蛋白结合率为90%,生物利用度为70%～80%。本药主要在肝脏代谢,90%由肾脏清除,半衰期约为7小时。

4.适应证

适用于急、慢性呼吸系统疾病(如急、慢性支气管炎,支气管哮喘,支气管扩张,肺结核,肺气肿,肺尘埃沉着症等)引起的痰液黏稠、咳痰困难。本药注射剂亦可用于术后肺部并发症的预防性治疗及婴儿呼吸窘迫综合征的治疗。

5.用法用量

(1)成人。①片剂、胶囊、口服液:一次 30 mg,一天 3 次,餐后口服。长期服用可减为一天 2 次。②缓释胶囊:一次 75 mg,一天 1 次,餐后口服。③雾化吸入:一次 15~30 mg,一天 3 次。④静脉注射:一次 15 mg,一天 2~3 次,严重病例可以增至一次 30 mg。每 15 mg 用 5 mL 无菌注射用水溶解,注射应缓慢。⑤静脉滴注:使用本药的氯化钠或葡萄糖注射液,一次 30 mg,一天 2 次。

(2)儿童:包括以下 4 种方式。

1)口服溶液:12 岁以上的儿童一次 30 mg,一天 3 次;5~12 岁一次 15 mg,一天 3 次;2~5 岁一次 7.5 mg,一天 3 次;2 岁以下的儿童一次 7.5 mg,一天 2 次。餐后口服,长期服用者可减为一天 2 次。

2)缓释胶囊:按一天 1.2~1.6 mg/kg 计算。

3)静脉注射:①术后肺部并发症的预防性治疗,12 岁以上一次 15 mg,一天 2~3 次,严重病例可以增至一次 30 mg;6~12 岁一次 15 mg,一天 2~3 次;2~6 岁一次 7.5 mg,一天 3 次;2 岁以下一次 7.5 mg,一天 2 次。以上注射均应缓慢。②婴儿呼吸窘迫综合征,一天 30 mg/kg,分 4 次给药,应使用注射泵给药,静脉注射时间至少为 5 分钟。

4)静脉滴注:12 岁以上的儿童一次 30 mg,一天 2 次。

6.不良反应

(1)中枢神经系统:罕见头痛及眩晕。

(2)胃肠道:可见上腹部不适、食欲缺乏、腹泻,偶见胃痛、胃部灼热、消化不良、恶心、呕吐。

(3)变态反应:极少数患者有皮疹,罕见血管性水肿,极少数病例出现严重的急性变态反应。

(4)其他:本药通常有良好的耐受性,有报道显示快速静脉注射可引起腰部疼痛和疲乏无力感。

7.禁忌证

对本药过敏者禁用。

8.药物相互作用

(1)本药与抗生素(如阿莫西林、阿莫西林/克拉维酸、氨苄西林、头孢呋辛、红霉素等)合用可升高后者在肺组织内的分布浓度,有协同作用。

(2)本药与 β_2 肾上腺素受体激动剂、茶碱等支气管扩张药合用时有协同作用。

9.注意事项

(1)本药注射液不宜与碱性溶液混合,在 pH>6.3 的溶液中可能会导致产生氨溴索游离碱沉淀。

(2)避免同服阿托品类药物。

(3)避免联用强力镇咳药,因咳嗽反射受抑制时易出现分泌物阻塞。

10.特殊人群用药

建议妊娠早期的妇女不予采用,妊娠中、晚期的妇女慎用。本药可进入乳汁中,哺乳期妇女慎用。

(四)乙酰半胱氨酸

1.别称

富露施,美可舒,莫咳,痰易净,易咳净。

2.药理作用

本药为黏液溶解剂,具有较强的黏液溶解作用。其分子中所含的巯基(—SH)能使痰液中糖蛋白多肽链的二硫键(—S—S—)断裂,从而降低痰液的黏滞性,并使痰液化而易咳出。本药还能使脓性痰液中的 DNA 纤维断裂,因此不仅能溶解白色黏痰,也能溶解脓性痰。对于一般祛痰药无效的患者,使用本药仍可有效。

3.药动学

本药喷雾吸入后在 1 分钟内起效,5~10 分钟作用最大。吸收后在肝内经脱乙酰基代谢生成半胱氨酸。

4.适应证

(1)用于大量黏痰阻塞而引起的呼吸困难,如急性和慢性支气管炎、支气管扩张、肺结核、肺炎、肺气肿及手术等引起的痰液黏稠、咳痰困难。

(2)还可用于对乙酰氨基酚中毒的解救。

(3)也可用于环磷酰胺引起的出血性膀胱炎的治疗。

5.用法用量

(1)喷雾吸入:用于黏痰阻塞的非急救情况下,以 0.9%氯化钠溶液配成10%溶液喷雾吸入,一次 1~3 mL,一天 2~3 次。

(2)气管滴入:用于黏痰阻塞的急救情况下,以 5%溶液经气管插管或直接滴入气管内,一次 1~2 mL,一天 2~6 次。

(3)口服给药。①祛痰:一次 200~400 mg,一天 2~3 次。②对乙酰氨基酚中毒:应尽早用药,在中毒后的 10～12 小时内服用最有效。开始 140 mg/kg,然后一次 70 mg/kg,每 4 小时1 次,共用 17 次。

6.不良反应

对呼吸道黏膜有刺激作用,可引起呛咳、支气管痉挛;水溶液的硫化氢臭味可致恶心、呕吐;偶可引起咯血。

7.禁忌证

对本药过敏者、支气管哮喘、严重的呼吸道阻塞、严重的呼吸功能不全的老年患者禁用。

8.药物相互作用

(1)与异丙肾上腺素合用或交替使用时可提高本药疗效,减少不良反应的发生。

(2)与硝酸甘油合用可增加低血压和头痛的发生。

(3)酸性药物可降低本药的作用。

(4)本药能明显增加金制剂的排泄。

(5)本药能减弱青霉素、四环素、头孢菌素类药物的抗菌活性,因此不宜与这些药物合用,必要时可间隔 4 小时交替使用。

9.注意事项

(1)本药与碘化油、糜蛋白酶、胰蛋白酶有配伍禁忌。

(2)避免同时服用强力镇咳药。

(3)用药后如遇恶心、呕吐可暂停给药,支气管痉挛可用异丙肾上腺素缓解。

(4)本药不宜与金属(铁、铜等)、橡皮、氧化剂及氧气接触,因此喷雾器应用玻璃或塑料制作。

10.特殊人群用药

(1)孕妇及哺乳期妇女:孕妇慎用,尤其是妊娠早期妇女。美国 FDA 对本药的妊娠安全性分级为 B 级。对哺乳的影响尚不明确。

(2)儿童:依年龄酌情增减。

(五)羧甲司坦

1.别称

贝莱,卡立宁,康普利,美咳,强利痰灵。

2.药理作用

本药为黏液稀化药,作用与溴己新相似,主要在细胞水平上影响支气管腺体分泌,可使黏液中黏蛋白的二硫键断裂,使低黏度的涎黏蛋白分泌增加,而高黏度的岩藻黏蛋白产生减少,从而使痰液的黏滞性降低,有利于痰液排出。

3.药动学

本药口服起效快,服后4小时即可见明显疗效。广泛分布到肺组织中,最后以原形和代谢产物的形式经尿液排出。

4.适应证

(1)用于慢性支气管炎、慢性阻塞性肺疾病及支气管哮喘等疾病引起的痰液稠厚、咳痰或呼吸困难及痰阻气管所致的肺通气功能不全等。亦可用于防治手术后咳痰困难和肺部并发症。

(2)还可用于小儿非化脓性中耳炎,有一定的预防耳聋的效果。

5.用法用量

(1)成人:口服,片剂、口服液一次250~750 mg,一天3次;糖浆一次500~600 mg,一天3次;泡腾片一次500 mg,一天3次。用药时间最长为10天。

(2)儿童:2~4岁一次100 mg,一天3次;5~8岁一次200 mg,一天3次。

6.不良反应

偶有轻度头晕、食欲缺乏、恶心、腹泻、胃痛、胃部不适、胃肠道出血和皮疹等。

7.禁忌证

对本药过敏者、消化性溃疡活动期患者禁用。

8.药物相互作用

与强镇咳药合用会导致稀化的痰液堵塞气道。

9.注意事项

本药的泡腾散或泡腾片宜用温开水溶解后服用。

10.特殊人群用药

(1)孕妇及哺乳期妇女:孕妇用药应权衡利弊,哺乳期妇女不宜使用。

(2)儿童:2岁以下儿童用药的安全性尚未确定,应慎用。

(六)糜蛋白酶

1.别称

α糜蛋白酶,胰凝乳蛋白酶。

2.药理作用

本药是由牛胰中分离制得的一种蛋白分解酶类药,作用与胰蛋白酶相似,能促进血凝块、脓性分泌物和坏死组织等的液化清除。本药具有肽链内切酶及脂酶的作用,可将蛋白质大分子的肽链切断,成为分子量较小的肽,或在蛋白分子肽链端上作用,使氨基酸分离,并可将某些脂类水解。通过此作用能使痰中的纤维蛋白和黏蛋白等水解为多肽或氨基酸,使黏稠的痰液液化,易于咳出,对脓性或非脓性痰都有效。

3.药动学

未进行该项实验且无可靠的参考文献。

4.适应证

(1)用于眼科手术以松弛睫状韧带,减轻创伤性虹膜睫状体炎。

(2)也用于创伤或手术后伤口愈合、抗炎及防止局部水肿、积血、扭伤血肿、乳房手术后水肿、中耳炎、鼻炎等。

(3)还用于慢性支气管炎、支气管扩张、肺脓肿等。

5.用法用量

喷雾吸入,用于液化痰液,可制成 0.05%溶液雾化吸入。

6.不良反应

(1)血液:可造成凝血功能障碍。

(2)眼:眼科局部用药一般不引起全身性不良反应,但可引起短期眼压增高,导致眼痛、眼色素膜炎和角膜水肿,这种青光眼症状可持续 1 周后消退;还可导致角膜线状浑浊、玻璃体疝、虹膜色素脱落、葡萄膜炎及创口裂开或延迟愈合等。

(3)其他:①肌内注射偶可致过敏性休克。②可引起组胺释放,导致局部注射部位疼痛、肿胀。

7.禁忌证

(1)对本药过敏者禁用。

(2)20 岁以下的患者(因晶状体囊膜玻璃体韧带相连牢固,眼球较小,巩膜弹性强,应用本药可致玻璃体脱出)禁用。

(3)眼压高或伴有角膜变性的白内障患者,以及玻璃体有液化倾向者禁用。

(4)严重的肝肾疾病、凝血功能异常及正在应用抗凝药者禁用。

8.药物相互作用

尚不明确。

9.注意事项

(1)本药肌内注射前需做过敏试验,不可静脉注射。

(2)本药对视网膜有较强的毒性,由于可造成晶状体损坏,应用时勿使药液透入玻璃体内。

(3)本药遇血液迅速失活,因此在用药部位不得有未凝固的血液。

（4）对本药引起的青光眼症状，于术后滴用 β 肾上腺素受体阻滞剂（如噻吗洛尔）或口服碳酸酐酶抑制药（如乙酰唑胺）可能会缓解。

（5）由于超声雾化后本药的效价下降明显，因此超声雾化的吸入时间以控制在 5 分钟内为宜。

10.特殊人群用药

孕妇及哺乳期妇女用药的安全性尚不明确。

（七）标准桃金娘油

1.别称

吉诺通，稀化黏素。

2.药理作用

本药为桃金娘科树叶的标准提取物，是一种脂溶性挥发油，具有溶解黏液、刺激腺体分泌、促进呼吸道黏膜纤毛摆动、加速液体流动、促进分泌物排出等作用。可改善鼻黏膜的酸碱环境，促进鼻黏膜上皮组织结构的重建和功能的恢复。此外，本药还具有消炎作用，能通过减轻支气管黏膜肿胀而起到舒张支气管的作用。亦有抗菌和杀菌作用。

3.药动学

口服后从小肠吸收，大部分由肺及支气管排出。

4.适应证

（1）用于急、慢性气管炎，支气管扩张，肺气肿，硅沉着病，鼻窦炎等痰液黏稠或排痰困难者。

（2）还可用于支气管造影术后，以利于造影剂的排出。

5.用法用量

（1）胶囊：口服，一次 300 mg，一天 2～3 次，7～14 天为 1 个疗程。若疗效不佳，观察 3 天后停药。

（2）肠溶胶囊：口服。①急性病患者：一次 300 mg，一天 3～4 次；②慢性病患者：一次300 mg，一天2 次，最后一次剂量最好在晚上临睡前服用，以利于夜间休息；③支气管造影后：服用 240～360 mg 可帮助造影剂的咳出。

6.不良反应

偶有恶心、胃部不适等不良反应。

7.禁忌证

对本药过敏者禁用。

8.药物相互作用

尚不明确。

9.注意事项

(1)本药不可用热水送服,应用温凉水于餐前半小时空腹服用。

(2)本药的肠溶胶囊不可打开或嚼碎后服用。

10.特殊人群用药

(1)孕妇及哺乳期妇女:孕妇慎用;对哺乳的影响尚不明确。

(2)儿童:4～10岁的儿童服用儿童用剂型,用法同成人。

(八)药物特征比较

1.药理作用比较

祛痰药物因种类不同,其药理作用特征各异,具体药物的药理作用特点详见表 3-12。

表 3-12 祛痰药的药理作用比较

药理作用	溴己新	氨溴索	乙酰半胱氨酸	羧甲司坦	氯化铵	糜蛋白酶	标准桃金娘油
减少和断裂痰液中的黏多糖纤维	+++	+++	++++	++	−	+++	++
抑制黏液腺分泌	++	+++	−	+++	++	−	−
促进呼吸道黏膜的纤毛运动	+	+	−	−	−	−	++
刺激胃黏膜迷走神经末梢	+	−	−	−	++	−	−
激活肺泡上皮Ⅱ型细胞合成表面活性物质	−	+	−	−	−	−	−
镇咳	−	++(可待因的 1/2)	−	−	−	−	−
脓性痰	−	−	++	−	−	++	−
抗炎	−	−	−	−	−	−	+

注:+代表作用强度;−代表未有相应的药理作用

2.主要不良反应比较

(1)溴己新:恶心、呕吐、胃部不适、腹痛、腹泻,头痛、头昏,遗尿,皮疹。

(2)氨溴索:上腹部不适、食欲缺乏、腹泻,偶见胃痛、胃部灼热、消化不良、恶心、呕吐;罕见头痛及眩晕;皮疹,罕见血管性水肿。

（3）乙酰半胱氨酸：恶心、呕吐、胃炎；可引起呛咳、支气管痉挛，偶可引起咯血；国外有引起眩晕、癫痫等的报道；皮疹。

（4）羧甲司坦：食欲缺乏、恶心、腹泻、胃痛、胃部不适、胃肠道出血；偶有轻度头晕；皮疹。

（5）氯化铵：恶心、呕吐；头痛、进行性嗜睡、精神错乱、定向力障碍、焦虑；偶见暂时性多尿和酸中毒。

（6）糜蛋白酶：凝血功能障碍；肌内注射偶可致过敏性休克。

（7）标准桃金娘油：恶心、胃部不适。

第四章　消化科常用药

第一节　抗酸药及治疗消化性溃疡药

一、复方氢氧化铝

(一)别名

达胃宁,胃舒平。

(二)作用与特点

本品有抗酸、吸附、局部止血、保护溃疡面等作用,效力较弱、缓慢而持久。

(三)适应证

主要用于胃酸过多、胃及十二指肠溃疡、反流性食管炎及上消化道出血等。由于铝离子在肠内与磷酸盐结合成不溶解的磷酸铝自粪便排出,故尿毒症患者服用大剂量氢氧化铝后可减少磷酸盐的吸收,减轻酸血症。鸟粪石型尿结石患者服用本品,可因磷酸盐吸收减少而减缓结石的生长或防止其复发。也可用于治疗甲状旁腺功能减退症和肾病型骨软化症患者,以调节钙磷平衡。

(四)用法与用量

口服:每次 2~4 片,每天 3 次,饭前 30 分钟或胃痛发作时嚼碎后服。

(五)不良反应与注意事项

可致便秘。因本品能妨碍磷的吸收,故不宜长期大剂量使用。便秘者、肾功能不全者慎用。

(六)药物相互作用

本品含多价铝离子,可与四环素类形成络合物而影响其吸收,故不宜合用。

可通过多种机制干扰地高辛、华法林、双香豆素、奎宁、奎尼丁、氯丙嗪、普萘洛尔、吲哚美辛、异烟肼、维生素及巴比妥类的吸收或消除,使上述药物的疗效受到影响,应尽量避免同时使用。

(七)制剂与规格

片剂:每片含氢氧化铝 0.245 g、三硅酸镁 0.105 g、颠茄流浸膏 0.002 6 mL。

(八)医保类型及剂型

甲类:口服常释剂。

二、碳酸氢钠

(一)别名

重碳酸钠,酸式碳酸钠,重曹,小苏打。

(二)作用与特点

本药口服后能迅速中和胃中过剩的胃酸,减轻疼痛,但作用持续时间较短。口服易吸收,能碱化尿液,与某些磺胺药同服,可防止磺胺在尿中结晶析出。

(三)适应证

胃痛,苯巴比妥、阿司匹林等的中毒解救。代谢性酸血症、高钾血症及各种原因引起的伴有酸中毒症状的休克,早期脑栓塞及严重哮喘持续状态经其他药物治疗无效者。真菌性阴道炎。

(四)用法与用量

1.口服

每次 0.5～2 g,每天 3 次,饭前服用。

2.静脉滴注

5%溶液,成人每次 100～200 mL,小儿 5 mL/kg。

3.4%溶液阴道冲洗或坐浴

每晚 1 次,每次 500～1 000 mL,连用 7 天。

(五)不良反应与注意事项

可引起继发性胃酸分泌增加,长期大量服用可能引起碱血症。静脉滴注本品时,低钙血症患者可能产生阵发性抽搐,而对缺钾患者可能产生低钾血症的症状。严重胃溃疡患者慎用,充血性心力衰竭、水肿和肾衰竭的酸中毒患者,使用本品应慎重。

(六)药物相互作用

不宜与胃蛋白酶合剂,维生素 C 等酸性药物合用,不宜与重酒石酸间羟胺、庆大霉素、四环素、肾上腺素、多巴酚丁胺、苯妥英钠、钙盐等同瓶静脉滴注。

(七)制剂与规格

(1)片剂:每片 0.3 g,0.5 g。

(2)注射液:0.5 g/10 mL,12.5 g/250 mL。

(八)医保类型及剂型

甲类:口服常释剂。

三、硫糖铝

(一)别名

胃溃宁、素得。

(二)作用与特点

能与胃蛋白酶络合,抑制该酶分解蛋白质;并能与胃黏膜的蛋白质(主要为清蛋白及纤维蛋白)络合形成保护膜,覆盖溃疡面,阻止胃酸、胃蛋白酶和胆汁酸的渗透、侵蚀,从而利于黏膜再生和溃疡愈合。本品在溃疡区的沉积能诱导表皮生长因子积聚,促进溃疡愈合。同时本品还能刺激胃黏膜合成前列腺素,改善黏液质量,加速组织修复。服用本品后,仅 2%～5% 的硫酸二糖被吸收,并由尿排出。

(三)适应证

胃及十二指肠溃疡。

(四)用法与用量

口服:每次 1 g,每天 3～4 次,饭前 1 小时及睡前服用。

(五)不良反应与注意事项

主要为便秘。个别患者可出现口干、恶心、胃痛等。治疗收效后,应继续服药数月,以免复发。

(六)药物相互作用

不宜与多酶片合用,否则两者疗效均降低。与西咪替丁合用时可能使本品疗效降低。

(七)制剂与规格

(1)片剂:0.25 g,0.5 g。

(2)分散片:0.5 g。

(3)胶囊剂:0.25 g。

(4)悬胶剂:5 mL(含硫糖铝 1 g)。

(八)医保类型及剂型

乙类:口服常释剂、口服液体剂。

四、铝碳酸镁

(一)别名

铝碳酸镁。

(二)作用与特点

本品为抗酸药。抗酸作用迅速且作用温和,可避免 pH 过高引起的胃酸分泌加剧。作用持久是本品的另一特点。

(三)适应证

胃及十二指肠溃疡。

(四)用法与用量

一般每次 1 g,每天 3 次,饭后 1 小时服用。十二指肠壶腹部溃疡 6 周为 1 个疗程,胃溃疡 8 周为 1 个疗程。

(五)不良反应与注意事项

本品不良反应轻微,但有个别患者可能出现腹泻。

(六)药物相互作用

本品含有铝、镁等多价金属离子,与四环素类合用时应错开服药时间。

(七)制剂与规格

片剂:0.5 g。

(八)医保类型及剂型

乙类:口服常释剂。

五、奥美拉唑

(一)别名

洛赛克。

（二）作用与特点

本品高度选择性地抑制壁细胞中的 H^+，K^+-ATP 酶（质子泵），使胃酸分泌减少。其作用依赖于剂量。本品对乙酰胆碱或组胺受体均无影响。除了本品对酸分泌的作用之外，临床上未观察到明显的药效学作用。本品起效迅速，每天服1次即能可逆地控制胃酸分泌，持续约24小时。本品口服后3小时达血药浓度峰值。血浆蛋白结合率为95％，分布容积 0.34～0.37 L/kg。本品主要由肝脏代谢后由尿及粪中排出。其血药浓度与胃酸抑制作用无明显相关性。每天服用1次即能可逆地控制胃酸分泌，持续约24小时。

（三）适应证

十二指肠溃疡、胃溃疡、反流性食管炎、卓-艾综合征。

（四）用法与用量

口服：每次 20 mg，每天 1 次。十二指肠溃疡患者，能迅速缓解症状，大多数病例在 2 周内愈合。第一疗程未能完全愈合者，再治疗 2 周通常能愈合。①胃溃疡和反流性食管炎患者，能迅速缓解症状，多数病例在 4 周内愈合。第 1 个疗程后未完全愈合者，再治疗 4 周通常可愈合。对一般剂量无效者，改每天服用本品 1 次，40 mg，可能愈合。②卓-艾综合征：建议的初始剂量为60 mg，每天 1 次。剂量应个别调整。每天剂量超过 80 mg 时，应分 2 次服用。

（五）不良反应与注意事项

本品耐受性良好，罕见恶心、头痛、腹泻、便秘和肠胃胀气，少数出现皮疹。这些作用均较短暂且轻微，并与治疗无关。因酸分泌明显减少，理论上可增加肠道感染的危险。本品尚无已知的禁忌证。孕妇及儿童用药安全性未确立，本品能延长地西泮和苯妥英的消除。与经 P450 酶系代谢的其他药物如华法林，可能有相互作用。

（六）制剂与规格

胶囊剂：20 mg。

（七）医保类型及剂型

乙类：口服常释剂、注射剂。

六、泮托拉唑

（一）别名

潘妥洛克，泰美尼克。

(二)作用与特点

泮托拉唑是第 3 个能与 H^+，K^+-ATP 酶产生共价结合并发挥作用的质子泵抑制药,它与奥美拉唑和兰索拉唑同属苯并咪唑的衍生物,与奥美拉唑和兰索拉唑相比,泮托拉唑与质子泵的结合选择性更高,而且更为稳定。泮托拉唑口服生物利用度为 77%,达峰时间为 2.5 小时,半衰期为 0.9～1.9 小时,但抑制胃酸的作用一旦出现,即使药物已经从循环中被清除以后,仍可维持较长时间。泮托拉唑无论单次、多次口服或静脉给药,药动学均呈剂量依赖性关系。

(三)适应证

本品主要用于胃及十二指肠溃疡、胃-食管反流性疾病、卓-艾综合征等。

(四)用法与用量

常用量每次 40 mg,每天 1 次,早餐时间服用,不可嚼碎;个别对其他药物无反应的病例可每天服用 2 次。老年患者及肝功能受损者每天剂量不得超过 40 mg。十二指肠溃疡疗程 2 周,必要时再服 2 周;胃溃疡及反流性食管炎疗程 4 周,必要时再服 4 周。总疗程不超过 8 周。

(五)不良反应与注意事项

偶可引起头痛和腹泻,极少引起恶心、上腹痛、腹胀、皮疹、瘙痒及头晕等。个别病例出现水肿、发热和一过性视力障碍。神经性消化不良等轻微胃肠疾病不建议使用本品;用药前必须排除胃与食管恶性病变。肝功能不良患者慎用;妊娠头 3 个月和哺乳期妇女禁用本品。

(六)制剂与规格

肠溶片:40 mg。

(七)医保类型及剂型

乙类:口服常释剂、注射剂。

七、法莫替丁

(一)作用与特点

本品拮抗胃黏膜壁细胞的组胺 H_2 受体而显示强大而持久的胃酸分泌抑制作用。本品的安全范围广,又无抗雄激素作用及抑制药物代谢的作用。本品的 H_2 受体拮抗作用比西咪替丁强 10～148 倍,对组胺刺激胃酸分泌的抑制作用比西咪替丁约强 40 倍,持续时间长 3～15 倍。能显著抑制应激所致大鼠胃黏膜中糖蛋白含量的减少。对大鼠实验性胃溃疡或十二指肠溃疡的发生,其抑制作用比西咪替丁强,连续给药能促进愈合,效力比西咪替丁强。对失血及给予组胺所致大鼠胃出血具有抑制作用。本品口服后2~3小时达血浓度峰值,口服及静脉给药半衰期均约3小时。尿中仅见原形及其氧化物,口服时,后者占尿中总排量的5%~15%,静脉给药时占80%,人给药后24小时内原形药物的尿排泄率,口服时为35%~44%,静脉给药为88%~91%。

(二)适应证

口服用于胃溃疡、十二指肠溃疡、吻合口溃疡、反流性食管炎;口服或静脉注射用于上消化道出血(消化性溃疡、急性应激性溃疡、出血性胃炎所致)及卓-艾综合征。

(三)用法与用量

1.口服

每次 20 mg,每天 2 次(早餐后、晚餐后或临睡前)。

2.静脉注射或滴注

每次 20 mg 溶于生理盐水或葡萄糖注射液 20 mL 中缓慢静脉注射或滴注,每天 2 次,通常 1 周内起效,患者可口服时改口服。

(四)不良反应与注意事项

不良反应较少。最常见的有头痛、头晕、便秘和腹泻,发生率分别为 4.7%、1.3%、1.2%、1.7%。偶见皮疹、荨麻疹(应停药)、白细胞计数减少、氨基转移酶升高等。罕见腹部胀满感、食欲缺乏及心率增加、血压上升、颜面潮红、月经不调等。本品慎用于有药物过敏史、肾衰竭或肝病患者。孕妇慎用。哺乳期妇女使用时应停止哺乳。对小儿的安全性尚未确立。本品应在排除恶性肿瘤后再行给药。

(五)制剂与规格

(1)片剂:10 mg,20 mg。

(2)注射剂:20 mg∶2 mL。

(3)胶囊剂:20 mg。

(六)医保类型及剂型

乙类:口服常释剂、注射剂。

八、西咪替丁

(一)别名

甲氰咪胍。

(二)作用与特点

本品属组胺 H_2 受体阻滞剂的代表性药品,能抑制基础胃酸及各种刺激引起的胃酸分泌,并能减少胃蛋白酶的分泌。本品口服生物利用度约 70%,口服后吸收迅速,1.5 小时血药浓度达峰值,半衰期约为 2 小时,小部分在肝脏氧化为亚砜化合物或 5-羟甲基化合物,50%~70% 以原形从尿中排出,可排出口服量的80%~90%。

(三)适应证

适用于治疗十二指肠溃疡、胃溃疡、反流性食管炎、复发性溃疡病等;本品对皮肤瘙痒症也有一定疗效。

(四)用法与用量

口服:每次 200 mg,每天 3 次,睡前加用 400 mg;注射:用葡萄糖注射液或葡萄糖氯化钠注射液稀释后静脉滴注,每次 200~600 mg;或用上述溶液 20 mL 稀释后缓慢静脉注射,每次200 mg,4~6 小时 1 次。每天剂量不宜超过 2 g。也可直接肌内注射。

(五)不良反应与注意事项

少数患者可能有轻度腹泻、眩晕、嗜睡、面部潮红、出汗等。停药后可恢复。极少数患者有白细胞减少或全血细胞减少等。少数肾功能不全或患有脑病的老年患者可有轻微精神障碍。少数患者可出现中毒性肝炎,转氨酶一过性升高,血肌酐轻度升高或蛋白尿等,一般停药后可恢复正常。肝、肾功能不全者慎用,应根据肌酐清除率指标调整给药剂量。肌酐清除率为 0~15 mL/min者忌用。

(六)药物相互作用

本品为一种强效肝微粒体酶抑制药,可降低华法林、苯妥英钠、普萘洛尔、地西泮、茶碱、卡马西平、美托洛尔、地高辛、奎尼丁、咖啡因等药物在肝内的代谢,延迟这些药物的排泄,导致其血药浓度明显升高,合并用药时需减少上述药物的剂量。

(七)制剂与规格

(1)片剂:每片 200 mg。

（2）注射剂：每支 200 mg。

（八）医保类型及剂型

甲类：口服常释剂、注射剂。

九、大黄碳酸氢钠

（一）作用与特点

有抗酸、健胃作用。

（二）适应证

用于胃酸过多、消化不良、食欲缺乏等。

（三）用法与用量

口服，每次 1～3 片，每天 3 次，饭前服。

（四）制剂与规格

片剂：每片含碳酸氢钠、大黄粉各 0.15 g，薄荷油适量。

（五）医保类型及剂型

甲类：口服常释剂。

十、碳酸钙

（一）别名

兰达。

（二）作用与特点

本品为中和胃酸药，可中和或缓冲胃酸，作用缓和而持久，但对胃酸分泌无直接抑制作用，并可因提高胃酸 pH 而消除胃酸对壁细胞分泌的反馈性抑制。本品与胃酸作用产生二氧化碳与氯化钙，前者可引起嗳气，后者在碱性液中再形成碳酸钙、磷酸钙而引起便秘。本品在胃酸中转化为氯化钙，小肠吸收部分钙，由尿排泄，其中大部分由肾小管重吸收。本品口服后约 85% 转化为不溶性钙盐如磷酸钙、碳酸钙，由粪便排出。

（三）适应证

缓解由胃酸过多引起的上腹痛、反酸、胃部烧灼感和上腹不适。

（四）用法与用量

2～5 岁儿童（11～21.9 kg）每次 59.2 mg，6～11 岁儿童（22～43.9 kg）每次

118.4 mg,饭后1小时或需要时口服1次,每天不超过3次,连续服用最大推荐剂量不超过14天。

(五)不良反应与注意事项

偶见嗳气、便秘。大剂量服用可发生高钙血症。心、肾功能不全者慎用。长期大量服用本品应定期测血钙浓度。

(六)药物相互作用

与噻嗪类利尿药合用,可增加肾小管对钙的重吸收。慎与洋地黄类药物联合使用。

(七)制剂与规格

(1)混悬剂:11.84 g:148 mL。

(2)片剂:0.5 g。

十一、盐酸雷尼替丁

(一)别名

西斯塔,兰百幸,欧化达,善卫得。

(二)作用与特点

本品为一选择性的 H 受体阻滞剂,能有效地抑制组胺、五肽胃泌素及食物刺激后引起的胃酸分泌,降低胃酸和胃酶的活性,但对胃泌素的分泌无影响。作用比西咪替丁强5~8倍,对胃及十二指肠溃疡的疗效高,具有速效和长效的特点。本品口服生物利用度约50%,半衰期为2~2.7小时,静脉注射1 mg/kg,瞬间血药浓度为3 000 ng/mL,维持在100 ng/mL以上可达4小时。大部分以原形药物从肾排泄。

(三)适应证

临床上主要用于治疗十二指肠溃疡、良性溃疡病、术后溃疡、反流性食管炎及卓-艾综合征等。

(四)用法与用量

口服:每天2次,每次150 mg,早晚饭时服。

(五)不良反应与注意事项

较轻,偶见头痛、皮疹和腹泻。个别患者有白细胞或血小板计数减少。有过敏史者禁用。除必要外,妊娠哺乳妇女不用本品。8岁以下儿童禁用。肝、肾功能不全者慎用。对肝有一定毒性,个别患者转氨酶升高,但停药后即可恢复。

(六)药物相互作用

本品与普鲁卡因、N-乙酰普鲁卡因合用,可减慢后者从肾的清除速率。本品还能减少肝血流,使经肝代谢的普萘洛尔、利多卡因和美托洛尔的代谢减慢,作用增强。

(七)制剂与规格

(1)片剂:0.15 g。

(2)胶囊剂:0.15 g。

(八)医保类型及剂型

甲类:口服常释剂、注射剂。

十二、尼扎替定

(一)别名

爱希。

(二)作用与特点

本药是一种组胺 H_2 受体阻滞剂,和组胺竞争性地与组胺 H_2 受体相结合,可逆性地抑制其功能,特别是对胃壁细胞上的 H_2 受体,可显著抑制夜间胃酸分泌达 12 小时,亦显著抑制食物、咖啡因、倍他唑和五肽胃泌素刺激的胃酸分泌。口服后并不影响胃分泌液中胃蛋白酶的活性,但总的胃蛋白酶分泌量随胃液分泌量的减少相应的减少,此外可增加他唑刺激的内因子分泌,本药不影响基础胃泌素分泌。口服生物利用度为 70% 以上。口服 150 mg,0.5～3 小时后达到血药浓度峰值,为 700～1 800 μg/L,与血浆蛋白结合率约为 35%,半衰期为 1～2 小时。90% 以上口服剂量的尼扎替定在 12 小时内从尿中排出,其中约 60% 以原形排出。

(三)适应证

活动性十二指肠溃疡。胃食管反流性疾病,包括糜烂或溃疡性食管炎,缓解胃灼热症状。良性活动性胃溃疡。

(四)用法与用量

(1)活动性十二指肠溃疡及良性活动性胃溃疡:300 mg/d,分 1～2 次服用;维持治疗时150 mg,每天 1 次。

（2）胃食管反流性疾病：150 mg，每天 2 次。中、重度肾功能损害者剂量酌减。

（五）不良反应与注意事项

可有头痛、腹痛、肌痛、无力、背痛、胸痛、感染和发热及消化系统、神经系统、呼吸系统不良反应，偶有皮疹及瘙痒。罕见肝功异常，贫血，血小板减少症及变态反应。开始治疗前应先排除恶性溃疡的可能性。对本品过敏者及对其他 H_2 受体阻滞剂有过敏史者禁用。

（六）药物相互作用

本药不抑制细胞色素 P450 关联的药物代谢酶系统。与大剂量阿司匹林合用会增加水杨酸盐的血浓度。

（七）制剂与规格

胶囊剂：150 mg。

十三、雷贝拉唑钠

（一）别名

波利特。

（二）作用与特点

本品具有很强的 H^+, K^+-ATP 酶抑制作用，胃酸分泌抑制作用及抗溃疡作用。健康成年男子在禁食情况下口服本剂 20 mg，3.6 小时后达血药浓度峰值 437 ng/mL，半衰期为 1.49 小时。

（三）适应证

胃溃疡、十二指肠溃疡、吻合口溃疡、反流性食管炎、卓-艾综合征。

（四）用法与用量

成人推荐剂量为每次 10～20 mg，每天 1 次。胃溃疡、吻合口溃疡、反流性食管炎的疗程一般以 8 周为限，十二指肠溃疡的疗程以 6 周为限。

（五）不良反应与注意事项

严重的不良反应有休克，血象异常，视力障碍。其他不良反应有过敏症，血液系统异常，肝功异常，循环系统、精神神经系统异常。此外有水肿，总胆固醇、中性脂肪、血尿素氮升高，蛋白尿。

（六）药物相互作用

与地高辛合用时,可升高其血中浓度。与含氢氧化铝凝胶、氢氧化镁的制酸剂同时或其后1小时服用,本药平均血药浓度和药时曲线下面积分别下降8%和6%。

（七）制剂与规格

薄膜衣片:10 mg,20 mg。

十四、枸橼酸铋钾

（一）别名

胶体次枸橼酸铋,德诺,丽珠得乐,得乐,可维加。

（二）作用与特点

本品在胃酸条件下,以极微沉淀覆盖在溃疡表面形成一层保护膜,从而隔绝了胃酸、酶及食物对溃疡黏膜的侵蚀,促进黏膜再生,使溃疡愈合。本品还有良好的抗幽门螺杆菌作用。因而本品具有明显的抗溃疡作用,给药后在胃底、胃窦部、十二指肠、空肠及回肠均有铋的吸收,其中以小肠吸收为多。血药浓度与给药剂量呈相关性,一般于给药后 4 周血药浓度达稳态。血浆浓度通常小于 50 μg/L。分布主要聚集在肾脏(占吸收的 60%)。有关本品吸收后的代谢与排泄资料较少。一些铋剂中毒患者血与尿的排泄半衰期分别为 4.5 天和 5.2 天,脑脊液中可达 13.9 天。

（三）适应证

适用于治疗胃溃疡、十二指肠壶腹部溃疡、多发溃疡及吻合口溃疡等多种消化性溃疡。

（四）用法与用量

480 mg/d,分 2～4 次服用。除特殊情况,疗程不得超过 2 个月。若需继续用药,在开始下1 个疗程前 2 个月须禁服任何含铋制剂。

（五）不良反应与注意事项

主要表现为胃肠道症状,如恶心、呕吐、便秘和腹泻。偶见一些轻度变态反应。服药期间舌及大便可呈灰黑色。肾功能不全者禁用。

（六）药物相互作用

与四环素同时服用会影响四环素的吸收。不得与其他含铋制剂同服。不宜与制酸药及牛奶合用,因牛奶及制酸药可干扰其作用。

(七)制剂与规格

(1)片剂:120 mg。

(2)胶囊剂:120 mg。

(3)颗粒剂:每小包 1.2 g(含本品 300 mg)。

(八)医保类型及剂型

乙类:口服常释剂、颗粒剂。

十五、米索前列醇

(一)作用与特点

本品为最早进入临床的合成前列腺素 E_1 的衍生物,能抑制基础胃酸分泌和由组胺、五肽胃泌素、食物或咖啡所引起的胃酸分泌。本品有局部和全身两者相结合的作用,其局部作用是主要的。其通过直接抑制壁细胞来抑制胃酸分泌。本品还显示有细胞保护作用。本品口服吸收良好,由于本品口服后迅速代谢为有药理活性的游离酸,因而不能测定原药的血药浓度。本品分布以大肠、胃和小肠组织及血浆中最多。其游离酸在血浆半衰期为(20.6±0.9)分钟;本品主要经肾途径排泄,给药后 24 小时内,约 80% 从尿和粪便中排出,尿中的排泄量为粪便中的 2 倍。本品在临床应用中未观察到有药物相互作用。

(二)适应证

十二指肠溃疡和胃溃疡。

(三)用法与用量

口服:每次 200 μg,在餐前或睡前服用,每天 1 次,4～8 周为 1 个疗程。

(四)不良反应与注意事项

轻度而短暂地腹泻、恶心、头痛、眩晕和腹部不适;本品禁用于已知对前列腺素类药物过敏者及孕妇;如在服用时怀孕,应立即停药。脑血管或冠状动脉疾病的患者应慎用。

(五)制剂与规格

片剂:200 μg。

十六、替普瑞酮

(一)别名

戊四烯酮,施维舒,E0671。

(二)作用与特点

本品能促进胃黏膜及胃黏液层中主要的黏膜修复因子即高分子糖蛋白的合成,提高黏液中的磷脂质浓度,提高黏膜的防御能力。本品还能防止胃黏膜病变时黏膜增殖区细胞增殖能力的下降。因此本品已证明对难治的溃疡也有良好效果,使已修复的黏膜壁显示正常迹象,也有防止复发的作用。本品不影响胃液分泌和运动等胃的生理功能,但对各种实验性溃疡(寒冷应激性、阿司匹林、利舍平、乙酸、烧灼所致)已证明其均具有较强的抗溃疡作用。

(三)适应证

胃溃疡。

(四)用法与用量

口服:饭后 30 分钟以内口服,每次 50 mg,每天 3 次。

(五)不良反应与注意事项

偶见头痛、便秘、腹胀及肝转氨酶轻度上升、总胆固醇值升高、皮疹等,但停药后均迅速消失。妊娠期用药的安全性尚未确立,故孕妇应权衡利弊慎重用药。小儿用药的安全性也尚未确立。

(六)制剂与规格

(1)胶囊剂:50 mg。

(2)细粒剂:100 mg。

第二节 助 消 化 药

一、胰酶

(一)作用与特点

为多种酶的混合物,主要为胰蛋白酶,胰淀粉酶和胰脂肪酶。本品在中性或弱碱性环境中活性较强,促进蛋白质和淀粉的消化,对脂肪亦有一定的消化作用。

（二）适应证

本品主要用于消化不良、食欲缺乏及肝、胰腺疾病引起的消化障碍。

（三）用法与用量

每次 0.3～0.6 g，每天 3 次，饭前服。

（四）不良反应与注意事项

不宜与酸性药物同服。与等量碳酸氢钠同服可增加疗效。

（五）制剂与规格

肠溶片：0.3 g，0.5 g。

（六）医保类型及剂型

乙类：口服常释剂。

二、慷彼申

（一）作用与特点

本品可取代和补充人体本身分泌之消化酶，刺激胃和胰之天然分泌，对消化食物有重大的作用。米曲菌酶促使蛋白质及糖类在胃及十二指肠降解。在空肠及回肠中释放出的胰酶继续完成食物蛋白质、糖类及脂肪的降解。所包含的植物性酶和动物性胰酶，能在任何不同的酸碱度中发挥其最佳的效果。

（二）适应证

肠胃之消化酶不足，消化不良，受胆囊、肝或胰腺病影响而引起之消化失常。其他药物所引起的肠胃不适。高龄所致消化功能衰退。促进病后初愈，尤其是传染病或手术后之消化功能障碍，促进食物吸收，帮助咀嚼功能受限或食物限制等特种病情之消化能力。

（三）用法与用量

成人每天口服 50 mg（1 粒），每天 3 次，进食时服用。如未见效，剂量可加倍。

（四）不良反应与注意事项

急性胰腺炎和慢性胰腺炎的急性发作期禁用。

（五）制剂与规格

糖衣片：每片含胰酶 220 mg、脂肪酶 7 400 U、蛋白酶 420 U、淀粉酶 7 000 U、米曲霉中提取的酶120 mg、纤维素酶 70 U、蛋白酶 10 U 和淀粉酶 170 U。

第三节　促胃肠动力药

一、多潘立酮

(一)剂型规格

片剂:10 mg。分散片:10 mg。栓剂:10 mg、30 mg 和 60 mg。注射液:2 mL∶10 mg。滴剂:1 mL∶10 mg。混悬液:1 mL∶1 mg。

(二)适应证

由胃排空延缓、胃-食管反流、慢性胃炎和食管炎引起的消化不良。外科、妇科手术后的恶心、呕吐。抗帕金森综合征药物引起的胃肠道症状和多巴胺受体激动药所致的不良反应。抗癌药引起的呕吐。但对氮芥等强效致吐药引起的呕吐疗效较差。胃炎、肝炎和胰腺炎等引起的呕吐,以及其他疾病,如偏头痛、痛经、颅脑外伤和尿毒症等,胃镜检查和血液透析、放射治疗引起的恶心、呕吐。儿童各种原因(如感染等)引起的急性和持续性呕吐。

(三)用法用量

1.肌内注射

每次 10 mg,必要时可重复给药。

2.口服

每次 10～20 mg,每天 3 次,饭前服。

3.直肠给药

每次 60 mg,每天 2～3 次。

(四)注意事项

1 岁以下小儿慎用、哺乳期妇女慎用。

(五)不良反应

偶见头痛、头晕、嗜睡、倦怠和神经过敏等。如使用较大剂量可能引起非哺乳期泌乳,并且在一些更年期后妇女及男性患者中出现乳房胀痛现象;也可致月经失调。消化系统偶有口干、便秘、腹泻和短时的腹部痉挛性疼痛现象。皮肤偶见一过性皮疹或瘙痒症状。

(六)禁忌证

对本药过敏者,嗜铬细胞瘤、乳腺癌、机械性肠梗阻、胃肠道出血患者及孕妇。

(七)药物相互作用

增加对乙酰氨基酚、氨苄西林、左旋多巴、四环素等药物的吸收速度。对服用对乙酰氨基酚的患者,不影响其血药浓度。胃肠解痉药与本药合用,可能发生药理拮抗作用,减弱本药的治疗作用,两者不宜联用。与 H_2 受体阻滞剂合用,由于 H_2 受体阻滞剂改变了胃内 pH,减少本药在胃肠道的吸收,故两者不宜合用。维生素 B_6 可抑制催乳素的分泌,减轻本药泌乳反应。制酸药可以降低本药的口服生物利用度,不宜合用。口服含铝盐或铋盐的药物(如硫糖铝、胶体枸橼酸铋钾、复方碳酸铋等)后能与胃黏膜蛋白结合,形成络合物以保护胃壁,本药能增强胃部蠕动,促进胃内排空,缩短该类药物在胃内的作用时间,降低药物的疗效。

(八)药物过量

用药过量可出现困倦、嗜睡、心律失常、方向感丧失、锥体外系反应及低血压等症状,但以上反应多数是自限性的,通常在 24 小时内消失。本药过量时无特殊的解药或特效药。应予对症支持治疗,并密切监测。给患者洗胃和/或使用药用炭,可加速药物清除。使用抗胆碱药、抗帕金森病药及具有抗副交感神经生理作用的抗组胺药,有助于控制与本药毒性有关的锥体外系反应。

二、西沙必利

(一)剂型规格

片剂:5 mg、10 mg。胶囊:5 mg。干混悬剂:100 mg。

(二)适应证

本品可用于由神经损伤、神经性食欲缺乏、迷走神经切断术或部分胃切除引起的胃轻瘫。也用于X线、内镜检查呈阴性的上消化道不适;对胃-食管反流和食管炎也有良好作用,其疗效与雷尼替丁相同,与后者合用时其疗效可能得到加强;还可用于假性肠梗阻导致的推进性蠕动不足和胃肠内容物滞留及慢性便秘;对于采取体位和饮食措施仍不能控制的幼儿慢性、过多性反胃及呕吐也可试用本品治疗。

(三)注意事项

由于本品促进胃肠活动,可能发生瞬时性腹部痉挛、腹鸣或腹泻,此时可考虑酌减剂量。当幼儿或婴儿发生腹泻时应酌减剂量。本品对胃肠道功能增加的患者可能有害,必须使用时应注意观察。本品可能引起心电图 Q-T 间期延长、昏厥和严重的心律失常。当过量服用或与酮康唑同服时可引起严重的尖端扭转型室性心动过速。本品无胚胎毒性,也无致畸作用,但<34 周的早产儿应慎重用药。对于老年人,由于半衰期延长,故治疗剂量应酌减。肝、肾功能不全患者开始剂量可减半,以后可根据治疗结果及可能发生的不良反应及时调整剂量。本品虽不影响精神运动功能,不引起镇静和嗜睡,但加速中枢抑制剂如巴比妥类和乙醇等的吸收,因此使用时应注意。

(四)不良反应

曾有过敏、轻度短暂头痛或头晕的报道。偶见可逆性肝功能异常,并可能伴有胆汁淤积。罕见惊厥性癫痫、锥体外系反应及尿频等。

(五)禁忌证

对本品过敏者禁用,哺乳期妇女勿用本品。

(六)药物相互作用

由于本品系通过促进肠肌层节后神经释放乙酰胆碱而发挥胃肠动力作用,因此抗胆碱药可降低本品效应。服用本品后,胃排空速率加快,如同服经胃吸收的药物,其吸收速率可能降低,而经小肠吸收的药物其吸收速率可能会增加(如苯二氮䓬类、抗凝剂、对乙酰氨基酚及 H_2 受体阻滞药等)。对于个别与本品相关的药物需确定其剂量时,最好监测其血药浓度。

三、伊托必利

(一)剂型规格

片剂:50 mg。

(二)适应证

本品主要适用于功能性消化不良引起的各种症状,如上腹部不适、餐后饱胀、早饱、食欲缺乏、恶心和呕吐等。

(三)用法用量

口服,成人每天 3 次,每次 1 片,饭前服用。可根据年龄、症状适当增减或遵医嘱。

(四)注意事项

高龄患者用药时易出现不良反应,用时注意。严重肝肾功能不全者、孕妇及哺乳期妇女慎用,儿童不宜使用。

(五)不良反应

主要不良反应有过敏症状,如皮疹、发热、瘙痒感等;消化道症状,如腹泻、腹痛、便秘、唾液增加等;神经系统症状,如头痛、刺痛感、睡眠障碍等;血液系统症状,如白细胞计数减少,当确认异常时应停药。偶见血尿素氮或肌酐升高、胸背部疼痛、疲劳、手指发麻和手抖等。

(六)禁忌证

对本药过敏者。胃肠道出血穿孔、机械性梗阻的患者禁用。

(七)药物相互作用

抗胆碱药可能会对抗伊托必利的作用,故两者不宜合用;本品可能增强乙酰胆碱的作用,使用时应注意。

(八)药物过量

药物过量表现为出现乙酰胆碱作用亢进症状,应采取对症治疗,可采用阿托品解救。

四、莫沙必利

(一)剂型规格

片剂:5 mg。

(二)适应证

慢性胃炎或功能性消化不良引起的消化道症状,如上腹部胀满感、腹胀和上腹部疼痛;嗳气、恶心、呕吐和胃烧灼感等。

(三)用法用量

常用剂量每次 5 mg,每天 3 次,饭前或饭后服用。

(四)注意事项

服用本品 2 周后,如消化道症状无变化,应停止服用。孕妇和哺乳期妇女、儿童及青少年、有肝肾功能障碍的老年患者慎用。

(五)不良反应

不良反应的发生率约为 4%。主要表现为腹泻、腹痛、口干、皮疹、倦怠、头晕、不适、心悸等。另有约 3.8% 的患者出现检验指标异常变化,表现为嗜酸性粒细胞增多、甘油三酯升高、谷丙转氨酶升高等。

(六)禁忌证

对本药过敏者。胃肠道出血者或肠梗阻患者。

(七)药物相互作用

与抗胆碱药物合用可能减弱本品的作用。

第五章 临床常用中药

第一节 发散风寒药

味辛性温,以发散风寒表证为主的中草药,叫作辛温解表药。风寒表证的主要表现为发热轻、恶寒重,汗出不畅或无汗,头痛、身痛、舌苔薄白、口不渴、脉浮等。

一、麻黄

(一)别名

草麻黄。

(二)处方名

麻黄、生麻黄、炙麻黄、麻黄绒、净麻黄、制麻黄、蜜麻黄。

(三)常用量

3～9 g。

(四)常用炮制

1.麻黄绒

取原药材去根,切 1.5～2 cm 长段,研绒,筛去灰屑即可。

2.制麻黄

麻黄 500 g,生姜 50 g,甘草 50 g。取甘草、生姜煎汤,煎至味出,趁热浸泡麻黄段,浸后晒干。

3.蜜麻黄(炙麻黄)

麻黄段 50 kg,蜜 5～10 kg。先将蜜熔化后,加入麻黄段,或再加少许水拌匀、稍闷,置锅中用微火炒至蜜干,以不粘手为度。

(五)常用配伍

1.配桂枝

增强宣散风寒、止痛功效,用于治疗外感风寒、头痛、身痛、无汗等症。

2.配杏仁

增强止咳、平喘、化痰作用,用于治疗风寒咳喘之证。

3.配生石膏

用于治疗肺热咳喘之证。如胸满咳喘、口苦舌干、脉浮数等。

(六)临床应用

1.风寒感冒

麻黄汤:麻黄9 g,桂枝6 g,苦杏仁9 g,炙甘草3 g。水煎服,日服1剂。

2.荨麻疹

麻黄10 g,桂枝3 g,苦杏仁6 g,白术12 g,蝉蜕6 g,炙甘草6 g。水煎服,日服1剂。

3.支气管炎

止嗽定喘丸(麻黄、苦杏仁、石膏、甘草),口服1次6 g,1天2次。

4.水肿病初起

麻黄6 g,白术15 g,茯苓20 g,冬瓜皮30 g,薏苡仁30 g。水煎服,日服1剂。

5.咳喘

麻黄10 g,生石膏30 g,黄芩15 g,桑白皮30 g,生甘草6 g。水煎服,日服1剂。

(七)不良反应与注意事项

(1)长期服用本品能引起病态嗜好。

(2)超过治疗量5倍时,即可引起中毒。

(3)大剂量中毒可引起心率缓慢、胸闷、气急、烦躁、失眠、头痛、恶心、呕吐、周身发麻、排尿困难,甚至呼吸困难、昏迷等。

(4)心绞痛者用此药可引起心绞痛发作。

(5)偶有变态反应,表现为皮肤红斑、水疱、皮疹、溃疡等。

(6)体虚多汗者忌用麻黄。

(7)高血压、心脏病患者忌用。

二、桂枝

(一)别名

柳桂。

(二)处方名

桂枝、细桂枝、嫩桂枝、桂枝尖、炒桂枝、蜜桂枝。

(三)常用量

3～10 g。

(四)常用炮制

1.炒桂枝

取桂枝放锅中,用微火炒数分钟至深黄色或微焦为度。

2.蜜桂枝

桂枝 10 kg,蜜 2.5 kg。先将蜜熔化,加热至起泡,加入桂枝片拌匀,微洒清水炒至老黄色不粘手为度。

(五)常用配伍

1.配白芍

温中止痛。用于治疗脾胃虚寒之胃病、腹痛。另可用于治疗外感风寒,表虚多汗者。

2.配桃仁

有温经活血功效。用于治疗妇女虚寒痛经、月经失调、慢性附件炎腹痛等症。

3.配附子

温经散寒止痛。用于治疗风寒关节疼痛、四肢疼痛等症。

4.配丹参

通气活血。用于治疗冠心病胸痛、心悸及血虚失眠、惊悸等症。

5.配甘草

温阳益心。用于治疗阳虚所致的心悸气短、畏寒等症。

(六)临床应用

1.流行性感冒

桂枝汤加减:桂枝 10 g,赤芍 10 g,炙甘草 6 g,厚朴花 10 g,法半夏 10 g,茯苓 12 g,白术12 g,生姜10 g,大枣 10 枚。水煎服,日服 1 剂。

2.类风湿关节炎

桂枝芍药知母汤加味:桂枝、白芍各 12 g,制附子 15 g(先煎),甘草 9 g,麻黄 8 g,知母 10 g,白术 15 g,防风10 g,生姜 10 g。水煎服,日服 1 剂。

3.荨麻疹

桂枝 10 g,白芍 15 g,生姜 10 g,炙甘草 10 g,大枣 12 枚。

随征加减:痒甚者加蝉蜕 10 g,白蒺藜 15 g,防风 10 g;皮疹鲜红者加生地黄 30 g,赤芍 10 g;皮疹苍白者加当归 12 g,土茯苓 30 g,苍耳子 10 g。水煎服,日服 1 剂。

4.胃及十二指肠溃疡虚寒性脘腹疼痛

桂枝 10 g,白芍 15 g,黄芪 30 g,陈皮 10 g,醋延胡索 12 g,炙甘草 6 g,生姜 10 g,大枣 10 枚。水煎服,日服 1 剂。

5.冠心病心悸胸痛

桂枝 10 g,薤白 10 g,瓜蒌 30 g,丹参 30 g,炙甘草 6 g,生姜 10 g。水煎服,日服 1 剂。

6.风湿性及类风湿关节疼痛

桂枝 10 g,制附子 6 g(先煎),鸡血藤 30 g,黄芪 30 g,细辛 3 g。水煎服,日服 1 剂。

7.慢性附件炎腹痛

桂枝 10 g,赤芍 12 g,醋延胡索 12 g,桃仁 10 g,红花 6 g,皂角刺 3 g,蒲公英 30 g,炙甘草6 g,大枣10 枚。水煎服,日服 1 剂。

(七)不良反应与注意事项

(1)有伤津助火之弊。热病高热、阴虚火旺、血热妄行者禁用。

(2)风热表证、风寒表湿证及温病初起者,不宜应用。

(3)孕妇慎用。

三、防风

(一)别名

防风根、东防风、关防风、西防风、水防风、屏风、公防风、母防风。

(二)处方名

防风、炒防风、口防风、防风炭。

（三）常用量

16～12 g。

（四）常用炮制

1.净防风

取原药材,拣净杂质,去茎及毛茸,洗净,切 2～3 cm 或 0.5 cm 厚的片,晒干。

2.炒防风

取防风片,用微火炒呈深黄色或微焦,放冷即可。

3.防风炭

取防风片在 180 ℃热锅内炒,或用微火炒至黑色为度,喷淋清水,灭净火星取出。

4.蜜防风

防风片 500 g,蜂蜜 200 g。取防风片,加蜜炒至蜜被吸尽,放冷即可。

（五）常用配伍

1.配苍术

增强祛散风湿作用。用于治疗风湿性关节疼痛及风邪皮肤痒疹等症。

2.配秦艽

祛风除湿。用于治疗风湿四肢关节疼痛及午后、夜间低热者。

3.配白术

润肠健脾。用于治疗脾胃虚弱,运化无力导致的大便秘结之症。

4.配苍耳子

祛风止痒。用于治疗皮肤荨麻疹、瘙痒等症。

5.配川芎

祛风活血止痛。用于治疗头痛、偏头痛。

（六）临床应用

1.头痛

防风通圣散加减:防风 15 g,荆芥 10 g,连翘 15 g,黄芩 15 g,川芎 15 g,当归 12 g,白术 15 g,炒白芍 15 g,栀子 15 g,麻黄 6 g,大黄 8 g,芒硝 8 g,滑石 10 g,生石膏 15 g(先煎),薄荷 6 g(后下)。随征加减:无大便秘结者去大黄、芒硝;无小便黄赤者去滑石、栀子;头昏眼花者加菊花15 g。水煎服,日服 1 剂。

2.周围性神经麻痹

防风 20 g,川芎 15 g,当归 15 g,蜈蚣两条(研粉)。前三味水煎汤,送服蜈蚣粉。每天 1 剂,分 2 次服。

3.慢性肠炎

防风 15 g,白芍 15 g,补骨脂 10 g,五味子 10 g,乌梅 6 g。水煎服,日服 1 剂。

4.脾胃虚大便秘结

防风 15 g,白术 30 g,蒲公英 30 g。水煎服,每天 1 剂。

5.砷中毒

防风 15 g,绿豆 15 g,红糖 10 g,甘草 6 g。水煎服,日服 1 剂。14 天为 1 个疗程。

(七)不良反应与注意事项

(1)偶见变态反应。于服药后 1 小时内,出现恶心、呕吐、烦躁、皮肤瘙痒、冷汗、灼热、红斑等,或见荨麻疹样药疹、光敏性皮炎。

(2)血虚发痉及阴虚火旺者慎用。

四、生姜

(一)别名

名姜、鲜姜。

(二)处方名

生姜、川姜、煨姜、闪姜。

(三)常用量

6~15 g。

(四)常用炮制

1.煨姜

取生姜片或块,用纸包好,加水润湿,置炉台上烘烤,或在火中煨至纸黄或焦枯时,去纸即可。

2.闪姜

将生姜切片,加白糖腌制数天而成。

(五)常用配伍

1.配半夏

和胃止呕。用于治疗胃肠炎所致之呕吐、恶心、腹胀等症。

2.配竹茹

清热止呕。用于治疗体虚有热,恶心呕吐,口苦、舌苔黄,尿赤等症。

3.配陈皮

温中行气。用于治疗脾胃有寒,脘腹胀满,胃脘疼痛之症。

4.配大枣

和胃解表。用于治疗风寒感冒,胃脘不舒,恶心、呕吐等症。

(六)临床应用

1.慢性胃炎

生姜泻心汤:生姜 15 g,炙甘草 9 g,党参 10 g,干姜 3 g,黄芩 9 g,黄连 3 g,制半夏 9 g,大枣 4 枚。水煎服,日服 1 剂。

2.风寒感冒

生姜 30 g,紫苏叶 10 g。水煎服,日服 1 剂。

3.急性细菌性痢疾

生姜 50 g,红糖 30 g。水煎分 3 次服,日服 1 剂。

4.急性扭伤

取生姜适量,捣烂去汁,加入食盐少许拌匀,外敷患处,可用绷带固定,每天 1 次。

5.尿潴留

将生姜 15～24 g,咀嚼后用开水吞服。一般可在用药后 5 分钟内缓解症状,过半小时后按上法续服 1 次。

(七)不良反应与注意事项

(1)大剂量口服可致鼻血。

(2)外敷偶可见皮肤过敏性紫癜。

(3)高血压患者不宜多用。

(4)阴虚内热盛者不宜应用。

五、荆芥

(一)别名

假苏、香荆芥。

(二)处方名

荆芥、炒荆芥、荆芥炭、黑荆芥。

(三)常用量

3～9 g。

(四)常用炮制

1.炒荆芥

将荆芥段炒至微黄或黄色。

2.醋荆芥

荆芥段 50 kg,醋 5 kg。取荆芥段加醋炒至大部分黑色为度。

3.荆芥炭

取荆芥段置 180 ℃热锅中,炒至黑色存性,加水灭净火星,放冷即成。

(五)常用配伍

1.配薄荷

治疗感冒头痛,鼻塞不通,无汗,四肢疼痛等症。

2.配防风

治疗感冒无汗身痛及荨麻疹皮肤瘙痒之症。

3.配白芷

治疗头痛、偏头痛,症见舌苔白,口不渴,少汗等症者。

4.配黄芩

治疗气管炎咳嗽痰多,胸闷不舒,口苦、舌苔发黄者。

(六)临床应用

1.风寒感冒

荆芥 12 g,射干 12 g,柴胡 10 g,防风 10 g,葛根 15 g,苦杏仁 9 g,茵陈 10 g,金银花 10 g,桂枝 10 g,生姜 15 g,甘草 6 g。水煎服,每天 1 剂。

2.传染性软疣

荆芥 12 g,防风 10 g,蝉蜕 10 g,当归 15 g,柴胡 15 g,赤芍 15 g,僵蚕 15 g,黄芩 15 g,薏苡仁 30 g,大青叶 30 g,甘草 6 g。水煎服,日服 1 剂。

3.痔疮出血

荆芥炭 15 g,槐花炭 10 g,共研为细粉,每服 3～4 g,饭前清茶送服,每天 1～2 次。

4.慢性咽炎

荆芥穗 30 g,桔梗 10 g,沙参 30 g,炙甘草 6 g。共研为细末,每服 3 g,每天 1～2 次。

5.荨麻疹

荆芥 12 g,防风 10 g,紫草 30 g,黄芩 15 g,山楂 30 g,甘草 9 g。水煎服,每天服 1 剂。

(七)不良反应与注意事项

(1)变态反应,表现为眼睑水肿,皮肤丘疹或暗红色斑点,烘热,瘙痒或伴有胸闷,腹痛、恶心、呕吐、腹泻。

(2)表虚盗汗,阴虚头痛者禁服。

(3)服荆芥时忌食鱼、虾、蟹、驴肉等食物。

六、羌活

(一)别名

蚕羌、竹节羌、条羌、鸡头羌、大头羌。

(二)处方名

羌活、川羌活、西羌活、蚕羌。

(三)常用量

3～10 g。

(四)常用炮制

取原药材,洗净,切 0.3 cm 之厚片,晒干或用微火烘干。

(五)常用配伍

1.配川芎

祛风湿、活血、止痛。用于外感风寒关节疼痛,四肢疼痛;风湿性关节炎疼痛;偏正头痛。

2.配防风

增强祛风湿作用。用于治疗风寒头痛、关节疼痛、肢体疼痛之症。

3.配独活

增强祛风湿作用。用于治疗风湿关节疼痛、腰腿疼痛。

(六)临床应用

1.流行性感冒

(1)九味羌活汤:羌活 9 g,防风 8 g,苍术 10 g,川芎 8 g,细辛 3 g,白芷 5 g,生地黄 10 g,黄芩 10 g,甘草 5 g。水煎服,日服 1 剂。

（2）九味羌活丸：口服，一次6～9g，天2～3次。

2.功能性水肿

羌活胜湿汤加味：羌活6g，独活6g，藁本3g，防风6g，川芎6g，炙甘草2g，蔓荆子3g。

随征加减：气虚加党参10g，炒白术10g；尿少加茯苓皮10g，泽泻6g，车前子20g；食积加谷芽20g，麦芽15g，炒莱菔子6g，山楂30g；阳虚加巴戟天10g，补骨脂6g。水煎服，日服1剂。

3.风湿性关节炎

羌活10g，防风10g，生地黄15g，苍术10g，细辛4g，川芎10g，白芷10g，炙甘草6g，秦艽10g，五加皮10g，独活10g，薏苡仁10g。水煎服，日服1剂。

4.感冒发热

羌活10g，板蓝根30g，蒲公英30g。水煎服，每天1剂。

5.肢体麻木

羌活12g，鸡血藤30g，当归10g。水煎服，日服1剂。

6.偏头痛

羌活10g，白芷10g，川芎15g，天麻12g。水煎服，日服1剂。

7.上肢怕冷

羌活12g，黄芪30g，薏苡仁30g，炙甘草6g。水煎服，日服1剂。

（七）注意事项

阴虚火旺者慎用。

七、白芷

（一）别名

祁白芷、禹白芷。

（二）处方名

白芷、香白芷、川白芷、杭白芷、白芷片、白芷炭。

（三）常用量

3～10g。

（四）常用炮制

1.白芷片

取原药材，洗净，加水浸1天至透，切0.2～0.3cm厚的片，晒干。

2.白芷炭

取白芷片用 180 ℃锅炒至炭存性,加水灭净火星,放冷即成。

(五)常用配伍

1.配藁本

散寒止痛。用于治疗风寒头痛、偏正头痛。

2.配细辛

用于治疗风寒头痛及慢性鼻炎之鼻塞流涕等症。

3.配川芎

治疗风寒头痛、偏正头痛、眉框痛等症。

4.配甘草

缓中和胃止痛。用于治疗胃、十二指肠溃疡或慢性胃炎所致之胃脘疼痛之症。

5.配天麻

治疗头痛、肢体麻木、头晕等症。

6.配菊花

治疗高血压所致之头痛、头项不适等症。

(六)临床应用

1.胃溃疡

白芷 10 g,黄连 9 g,炙甘草 12 g,焦三仙(山楂、神曲、麦芽)各 10 g。共研细粉,饭前口服,一次6～9 g,一天 3 次。

2.风寒感冒

白芷 9 g,羌活 6 g,防风 10 g,苍术 6 g,细辛 3 g。水煎服,日服 1 剂。

3.头痛、眉棱骨痛

(1)风寒引起者:白芷 6 g,荆芥 6 g,紫苏叶 6 g,川芎 10 g。水煎服,日服 1 剂。

(2)风热引起者:白芷 6 g,菊花 10 g,川芎 10 g,茶叶 6 g。水煎服,日服 1 剂。

4.额窦炎

白芷 15 g,黄芩 15 g,苍耳子 10 g,葛根 15 g,川芎 15 g,薄荷(后下)9 g。水煎服,日服 1 剂。

5.白癜风

(1)白芷 15 g,补骨脂 15 g,北沙参 20 g,防风 15 g。水煎服,日服 1 剂。

(2)15％白芷酊,外涂搽患处,每天2～3次。

6.便秘

白芷为末,每服6 g,米汤入蜜少许送服,连进2服。

(七)不良反应与注意事项

(1)大剂量使用能引起强直性间歇性痉挛、惊厥,继则全身麻木。临床服用白芷所引起的中毒表现为恶心、呕吐、头晕、心悸、气短、大汗、血压升高、惊厥、烦躁不安、呼吸困难、心前区疼痛,最后可因呼吸中枢麻痹而死亡。

(2)变态反应:主要为接触性皮炎,皮损主要发生于面颈、胸上部和四肢暴露部位,出现红斑、水肿、水疱、大疱、糜烂、丘疹等。

(3)阴虚血热者忌用本品。

八、藁本

(一)别名

西芎、茶芎、土芎。

(二)处方名

藁本、川藁本、北藁本、香藁本。

(三)常用量

3～10 g。

(四)常用炮制

取原药材,用清水洗净,半阴干,切0.3 cm厚的片;或隔夜,再切片,晒干。

(五)常用配伍

1.配细辛

增强祛风散寒止痛作用。用于治疗风寒头痛及感受风寒所致之鼻塞流涕等症。

2.配苍术

用于治疗风湿腰腿疼痛,关节疼痛。

3.配吴茱萸

用于治疗寒疝疼痛,肠鸣腹痛等症。

4.配川芎

用于治疗偏正头痛,耳鸣头眩等症。

5.配木瓜

用于治疗寒湿肢体麻木、疼痛之症。

(六)临床应用

1.血管神经性头痛

藁本 15 g,当归 15 g,桃仁 12 g,红花 10 g,川芎 15 g,白芷 10 g,生地黄 20 g,黄芪 18 g,丹参 20 g,龙骨 30 g,牡蛎 30 g(先煎),细辛 3 g(后下),甘草 9 g,蜈蚣 2 条。水煎服,日服 1 剂。

2.风湿性关节炎

藁本 15 g,苍术 15 g,防风 15 g,川牛膝 15 g,血竭 6 g。水煎服,13 服 1 剂。

3.慢性鼻炎

辛夷 12 g,藁本 10 g,炒苍耳子 10 g,升麻 6 g,黄芩 15 g,防风 10 g,牛蒡子 10 g,蝉蜕 6 g,连翘 20 g,川芎 12 g,荆芥穗 8 g(后下),红花 6 g,甘草 6 g。水煎服,日服 1 剂。

4.巅顶头痛

藁本 12 g,川芎 15 g,细辛 4 g。水煎服,日服 1 剂。

5.血虚四肢麻木

藁本 12 g,当归 12 g,木瓜 30 g,鸡血藤 30 g。水煎服,日服 1 剂。

6.寒疝疼痛

藁本 15 g,吴茱萸 8 g,小茴香 10 g。水煎服,每天 1 剂。

(七)不良反应与注意事项

(1)变态反应表现为头面及周身奇痒、皮肤出现红色或白色风团块。

(2)阴虚火旺者慎用。

第二节　发散风热药

味辛性凉,能够发散消除风热表证的中草药,叫辛凉解表药。风热表证的主要表现为发热重、恶寒轻、头痛、口苦、口干、红舌质、舌苔黄、脉浮数等。

一、牛蒡子

(一)别名

大力子、牛子、恶实、杜大力、关力子、鼠黏子。

(二)处方名

牛蒡子、炒牛蒡子、大力子、牛子。

(三)常用量

6～15 g。

(四)常用炮制

1.牛蒡子

取原药材,筛去尘土,洗净,晒干或用微火烘干。

2.炒牛蒡子

取牛蒡子用微火炒至鼓起,微黄或黄色,有香味。

(五)常用配伍

1.配桔梗

清热利喉止咳。用于治疗风热感冒,咽喉疼痛,咳嗽吐痰之症。

2.配白芷

清热解毒消肿。用于治疗热毒肿痛或脓成不溃者。

3.配连翘

增强清热解表功效。用于治疗风热感冒,咽痛口干及口舌生疮、痈肿疮疡之症。

4.配玄参

治疗慢性咽炎口干咽痒,干咳少痰等症。

(六)临床应用

1.风热感冒

牛蒡子 12 g,柴胡 12 g,黄芩 15 g,葛根 15 g,连翘 15 g,金银花 15 g,皂角刺 6 g,生石膏 30 g(先煎)。

随征加减:咳嗽加前胡 10 g,射干 10 g;便秘者加大黄9 g,柏子仁 15 g。水煎服,日服 1 剂。

2.慢性咽炎

牛蒡子 12 g,桔梗 10 g,北豆根 10 g,沙参 10 g,赤芍 15 g,甘草 3 g。水煎

服,日服 1 剂。

3.牙周炎

牛蒡子 12 g,栀子 15 g,薄荷 9 g(后下),荆芥 10 g,牡丹皮 10 g,玄参 12 g,夏枯草 15 g,石斛 10 g。水煎服,日服 1 剂。

4.面神经麻痹

牛蒡子 20 g,钩藤 20 g,全蝎 6 g,僵蚕 10 g,白附子 6 g。水煎服,日服 1 剂。

(七)不良反应与注意事项

(1)过量可引起胸闷气急,咽喉阻塞感,头晕呕吐,血压下降。

(2)变态反应,可导致皮肤丘疹,皮肤瘙痒。

(3)脾胃虚寒,便溏泄泻者慎服。气虚者不可过量久服。

二、薄荷

(一)别名

薄荷草、仁丹草、野薄荷。

(二)处方名

苏薄荷、炒薄荷、蜜薄荷、盐薄荷。

(三)常用量

3~9 g。

(四)常用炮制

1.薄荷粉

取原药材晒干,去土及梗,磨成细粉。

2.蜜薄荷

薄荷 500 g,蜂蜜 200 g。先将蜜熔化,至沸腾时加入薄荷拌匀,用微火炒至微黄色即可。

3.盐薄荷

薄荷 50 kg,盐 100 kg,甘草 12.5 kg,桔梗 6 kg,浙贝母 6 kg。先将薄荷叶蒸至软润倾出,放通风处稍凉,再用甘草、桔梗、浙贝母三味煎汤去渣,浸泡薄荷至透,另将盐炒热研细,投入薄荷内,待吸收均匀即成。

(五)常用配伍

1.配菊花

疏散风热,清利头目。用于治疗风热头痛,肝火及肝阳上亢之头目眩、目赤肿痛等症。

2.配夏枯草

用于治疗淋巴结核及目赤肿痛、风热头痛等症。

3.配白僵蚕

清热息风解痉。用于治疗小儿癫痫及皮肤丘疹瘙痒等症。

4.配牛蒡子

清咽利喉。用于治疗咽喉肿痛及慢性咽炎咽干咽痒等症。

(六)临床应用

1.外感高热

薄荷 10 g,荆芥穗 9 g,金银花 30 g,苦杏仁 10 g,前胡 10 g,板蓝根 30 g,黄芩 15 g,柴胡15 g,淡竹叶 6 g,生石膏 40 g(先煎),生甘草 8 g,连翘 30 g。水煎服,日服 1 剂。

2.慢性荨麻疹

薄荷 15 g,龙眼肉 20 g,大枣 12 枚。水煎服,日服 1 剂。

3.急性咽喉炎

薄荷 12 g,桔梗 10 g,麦冬 20 g,玄参 15 g,板蓝根 15 g,生甘草 10 g,金银花 15 g,白茅根30 g,生地黄15 g,藕节 10 g。水煎服,日服 1 剂。

4.黄褐斑

薄荷 10 g,柴胡 10 g,黄芩 15 g,栀子 12 g,当归 10 g,红花 10 g,赤芍 15 g,莪术 12 g,陈皮6 g,生甘草10 g。水煎服,日服 1 剂。

5.乳腺炎

薄荷 12 g,蒲公英 40 g,金银花 30 g。水煎服,日服 1 剂。

6.风热牙痛

薄荷 12 g,生石膏 40 g,生地黄 40 g,白芷 10 g。水煎服,日服 1 剂。

(七)不良反应与注意事项

(1)过量可引起中毒反应。主要表现为神经系统症状及消化道刺激征,头痛、眩晕、恶心、呕吐、腹痛腹泻、大汗、四肢麻木、神志恍惚,甚则昏迷、心率缓慢、血压下降等。

(2)食欲缺乏、久病体虚者慎用。

(3)婴幼儿慎用。

(4)表虚汗多者禁用。

三、蝉蜕

(一)别名

蝉壳、知了壳。

(二)处方名

蝉衣、虫衣、蝉退、虫退、仙人衣、净蝉蜕。

(三)常用量

3～10 g。

(四)常用炮制

取原药材,加水浸泡 3～5 分钟,轻轻搅动,使泥沙脱落,或去头足,淘净晒干。

(五)常用配伍

1.配薄荷

疏散风热,透疹止痒。用于治疗风疹肤痒、麻疹透发不畅及风热头痛、目赤等症。

2.配苍耳子

祛风止痒。用于治疗荨麻疹、银屑病、湿疹等皮肤瘙痒之症。

3.配磁石

用于治疗肝火上攻所致之耳鸣耳聋之症。

4.配胖大海

宣肺利咽。用于治疗慢性咽喉炎所致之声音嘶哑、咽干疼痛等症。

(六)临床应用

1.结膜炎

蝉蜕 10 g,黄芩 15 g,蒲公英 30 g。水煎服,每天 1 剂。

2.耳鸣

蝉蜕 10 g,磁石 40 g,夏枯草 30 g,杜仲 6 g,五味子 6 g。水煎服,日服 1 剂。

3.湿疹

蝉蜕 10 g,苍耳子 15 g,薏苡仁 30 g,鸡血藤 30 g,山楂 30 g,生甘草 9 g。水煎服,日服 1 剂。

4.慢性荨麻疹

蝉蜕炒焦、研末,与炼蜂蜜制成丸,每丸 9 g 重。每服 1 丸,每天 2～3 次。

5.头痛

蝉蜕 15 g,葛根 20 g,川芎 15 g,白芍 15 g,白芷 6 g,细辛 3 g,甘草 6 g。水煎服,日服 1 剂。

6.风热感冒

蝉蜕 9 g,前胡 10 g,淡豆豉 15 g,牛蒡子 10 g,瓜蒌仁 6 g,薄荷 6 g(后下)。水煎服,日服 1 剂。

(七)不良反应与注意事项

(1)消化道反应:上腹疼痛、腹胀、肠鸣等。但停药后多可自行消失。

(2)变态反应:全身出汗、颜面潮红、全身出现散在性小皮疹、体温升高等。

(3)孕妇慎用。

(4)痘疹虚寒者忌用。

四、桑叶

(一)别名

霜叶。

(二)处方名

冬桑叶、霜桑叶、蜜桑叶。

(三)常用量

6~15 g。

(四)常用炮制

1.桑叶

取原药材,拣净杂质,去梗搓碎即可。

2.炒桑叶

用微火炒至焦黄色,有焦斑即可。

3.蜜桑叶

桑叶 5 kg,蜜 1.5 kg。先将蜜熔化开,加入桑叶,用微火炒至微黄色至不粘手为度。

4.蒸桑叶

取桑叶放蒸笼内,下垫清洁细麻布,蒸 1 小时,晒干即可。

(五)常用配伍

1.配菊花

凉血明目,清利头目。用于治疗目赤肿痛、风热头痛及肝阳上亢所致之眩晕、抽搐等症。

2.配紫菀

止咳化痰。用于治疗感冒咳嗽及气管炎咳嗽痰多,口苦胸闷等症。

3.配杏仁

润肺止咳。用于治疗干咳少痰、咽喉干燥发痒等症。

4.配黑芝麻

补益肝肾。用于治疗肝肾阴虚所致之头目眩晕之症。

(六)临床应用

1.肺热咳嗽

桑叶 15 g,苦杏仁 10 g,麦冬 15 g,黄芩 15 g,枇杷叶 10 g,板蓝根 15 g,蒲公英 30 g,炙甘草 6 g,生石膏15 g(先煎)。水煎服,日服 1 剂。

2.百日咳

桑菊饮:桑叶 20 g,薄荷(后下)3 g,菊花 10 g,苦杏仁 6 g,连翘 15 g,桔梗 6 g,芦根 15 g,甘草 5 g。水煎服,日服 1 剂。

3.风热感冒

桑菊感冒颗粒(桑叶、菊花、连翘、苦杏仁、桔梗、薄荷、甘草、芦根)。开水冲服,一次 1~2 袋,一天 2~3 次。

4.荨麻疹、神经性皮炎、日光性皮炎、脂溢性皮炎

桑叶 30 g,重楼 15 g,生地黄 15 g,枇杷叶 15 g,生甘草 10 g。水煎服,日服 1 剂。

5.妇女面部褐色斑

桑叶 500 g,隔水蒸消毒,去除杂物,干燥后处理备用。每天 15 g,沸水泡后作茶饮用。连服 1 个月为 1 个疗程。

(七)注意事项

风寒感冒不宜使用。

五、菊花

(一)别名

滁菊花、亳菊、贡菊。

(二)处方名

白菊花、甘菊花、黄菊花、杭菊花、怀菊花、菊花炭。

(三)常用量

6～15 g。

(四)常用炮制

1.菊花

取原药材,挑去杂质,过筛即可。

2.炒菊花

取菊花用微火炒至微黄色或深黄色。

3.菊花炭

取菊花放 120 ℃热锅内,翻炒至黄黑色或黑色,喷淋清水,灭净火星取出。

(五)常用配伍

1.配石决明

用于治疗肝阳上亢及高血压头目眩晕、耳鸣、头项疼痛等症。

2.配川芎

活血祛风止痛。用于治疗外感风热头痛及高血压头痛、肝火上炎头痛等。

3.配枸杞子

清利头目,滋补肝肾。用于治疗肝肾不足及血虚导致的头昏目花,腰膝酸软等症。

4.配天麻

祛风止痛。用于治疗高血压眩晕、头痛及小儿惊痫抽搐等症。

5.配黄芩

清火明目。用于治疗目赤、流泪、目昏等症。

(六)临床应用

1.目昏流泪

菊花 20 g,黄芩 15 g,赤芍 6 g。水煎服,日服 1 剂。

2.目赤肿痛

菊花 15 g,白蒺藜 15 g,木贼 6 g,蝉蜕 10 g。水煎服,日服 1 剂。

3.偏头痛

菊花 30 g,天麻 15 g,醋延胡索 15 g,黄芩 15 g,川芎 15 g,百合 15 g,甘草

3 g。水煎服,日服 1 剂。

4.干咳咽痛

菊花 20 g,麦冬 30 g,沙参 15 g,山楂 30 g,杏仁 9 g,甘草 6 g。水煎服,日服 1 剂。

5.高血压、动脉硬化症

菊花 30 g,金银花 20 g,山楂 30 g,炒决明子 15 g。每天 1 剂,开水冲泡 15 分钟后当茶饮。

6.三叉神经痛

菊花 30 g,丹参 15 g,白芍 15 g,川芎 15 g,柴胡 10 g,白芷 10 g,荜茇 10 g,全蝎 6 g,僵蚕 10 g,细辛(后下)5 g。水煎服,日服 1 剂。

7.冠心病

菊花 30 g,山楂 18 g,决明子 12 g,泽泻 9 g。水煎服,日服 1 剂。

8.外感风热、发热恶寒

菊花 30 g,柴胡 15 g,蒲公英 30 g,薄荷 6 g。水煎服,日服 1 剂。

(七)不良反应与注意事项

(1)偶见变态反应,表现为面部、手部皮肤瘙痒、烧灼感,水肿性红斑,甚至糜烂、渗出、色素沉着,皮肤瘙痒或见红色丘疹。

(2)胃寒泄泻者慎用。

六、蔓荆子

(一)别名

京子、万金子。

(二)处方名

炒蔓荆子、酒蔓荆、蜜蔓荆、蔓荆子。

(三)常用量

6~10 g。

(四)常用炮制

1.炒蔓荆子

(1)炒黄:取蔓荆子置锅内,微火炒至黄色,去白膜即可。

(2)炒焦:取蔓荆子置 120 ℃热锅中炒至微焦,去膜即可。

2.酒蔓荆

先将蔓荆子用微火炒至外膜脱落时,喷酒炒干。

3.蜜蔓荆

先将蔓荆子炒热,再加蜜水炒干。

4.蒸蔓荆

取蔓荆子蒸半小时即可。

(五)常用配伍

1.配菊花

清利头目。用于治疗风热头痛、头目眩晕等症。

2.配川芎

祛风止痛。用于治疗偏正头痛,风湿腰腿痛等症。

3.配黄芪

用于治疗气虚头晕、耳鸣、耳聋等症。

4.配钩藤

祛风解痉。用于治疗惊风抽搐及癫痫抽搐之症。

5.配熟地黄

用于治疗血虚头痛、肢体疼痛之症。

(六)临床应用

1.血管性头痛

蔓荆子 15 g,菊花 20 g,钩藤 20 g(后下),川芎 15 g,白芷 10 g,薄荷 6 g(后下),甘草 6 g,细辛 4 g(后下)。水煎服,日服 1 剂。

2.急性鼻窦炎

蔓荆子 12 g,白芷 10 g,菊花 15 g,苍耳子 10 g,僵蚕 10 g,辛夷 9 g,苦杏仁 10 g,生石膏 20 g(先煎),黄芩 12 g,麻黄 6 g,细辛 3 g(后下),甘草 5 g。水煎服,日服 1 剂。

3.感冒

蔓荆子 12 g,紫苏叶 10 g(后下),薄荷 9 g(后下),白芷 10 g,菊花 10 g。水煎服,日服 1 剂。

4.化脓性中耳炎

蔓荆子 15 g,功劳叶 10 g,苍耳子 10 g。水煎服,日服 1 剂。

5.耳鸣

蔓荆子 10 g,地龙 15 g,菊花 15 g,白术 15 g,黄芩 12 g。水煎服,日服 1 剂。

6.皮肤瘙痒

蔓荆子 12 g,桑叶 30 g,苍耳子 12 g,大枣 15 枚。水煎服,日服 1 剂。

(七)注意事项

(1)血虚多汗者慎用。

(2)脾胃虚弱者慎用。

七、葛根

(一)别名

柴葛根、柴葛。

(二)处方名

粉葛根、粉葛、干葛、煨葛根、葛根粉、炒葛根。

(三)常用量

6～20 g。

(四)常用炮制

1.葛根粉

取原药材,碾碎过筛,去筋取粉。

2.葛根片

取原药材,加水浸后淋水闷润至透,晒半干,切 0.6 cm 厚之片,晒干。

3.煨葛根

葛根片 500 g,米汤 180 g。取葛根片用米汤拌浸,以吸润为度。连药和米汤一同入锅内炒干,至色成深黄褐色即成。

4.炒葛根

葛根 500 g,麦麸 40 g。将麦麸放热锅中待烟起,加入葛根片,炒至黄色,筛去麦麸即可。

(五)常用配伍

1.配升麻

解表透疹。用于治疗麻疹出不透之症。

2.配山药

健脾止泻。用于治疗热病口渴、腹泻及脾胃虚弱腹泻等症。

3.配黄连

清热止痢。用于治疗湿热痢疾、大便脓血之症。

4.配白术

用于治疗脾胃气虚、大便溏泄之症。

5.配赤芍

用于治疗血瘀气滞之冠心病心绞痛频繁发作之症。

6.配车前子

利湿止泻。用于治疗小儿脾虚湿滞所致之泄泻之症。

(六)临床应用

1.冠心病

葛根 30 g,丹参 30 g,赤芍 15 g,薤白 10 g。水煎服,日服 1 剂。

2.小儿腹泻

葛根 10 g,车前子 10 g(另包),生姜 2 片。水煎服,日服 1 剂。

3.痢疾

葛根 30 g,黄连 15 g,秦皮 10 g,苦参 12 g,黄柏 10 g,山楂 30 g,生甘草 6 g。水煎服,日服 1 剂。

4.结肠炎

葛根 30 g,黄芪 30 g,薏苡仁 30 g,山药 30 g,大枣 10 枚。水煎服,日服 1 剂。

5.缺血性脑梗死

葛根汤加减:葛根 30 g,麻黄 3 g,桂枝 8 g,白芍 15 g,当归 15 g,丹参 30 g,川芎 15 g,红花 9 g,甘草 6 g,干姜 2 g,大枣 5 枚。

随征加减:上肢活动不便,加桑枝 15 g,鸡血藤 30 g;下肢活动不便,加川牛膝 15 g,桑寄生 15 g;痰多加半夏 12 g,陈皮 10 g;血压高加夏枯草 30 g,石决明 30 g。水煎服,日服 1 剂。

6.面神经麻痹

葛根 30 g,桂枝 10 g,白芍 12 g,生姜 6 g,麻黄 3 g,炙甘草 6 g,大枣 10 枚。水煎服,日服 1 剂。

(七)不良反应与注意事项

(1)大剂量可引起中毒,表现为心悸、烦躁、神志不清、面色潮红、精神异常、语言不清、腹胀、呕吐等。

(2)胃寒及表虚多汗者慎用。

八、柴胡

(一)别名

茈胡。

(二)处方名

北柴胡、醋柴胡。

(三)常用量

6～15 g。

(四)常用炮制

醋柴胡:将柴胡饮片置120 ℃热锅内,喷醋炒至黄色即可。

(五)常用配伍

1.配黄芩

清热解表。用于治疗外感热证所致之口苦、咽干、目眩、烦躁等症。

2.配白芍

清肝止痛。用于治疗胆囊炎疼痛、阴虚胃痛、妇女气滞痛经等症。

3.配枳壳

和胃理气。用于治疗肝脾失调所致之胃脘痛、腹痛、食欲缺乏等症。

4.配青皮

疏肝理气。用于治疗气滞胁痛、胆囊炎腹痛、痛经等症。

5.配甘草

舒肝和胃。用于治疗肝炎肝区疼痛之症。

6.配茵陈

理气退黄。用于治疗黄疸型肝炎所致之面目爪甲发黄、脘腹胀痛等症。

(六)临床应用

1.痛经

柴胡15 g,白芍15 g,醋延胡索12 g。水煎服,日服1剂。

2.月经不调

柴胡15 g,当归15 g,川芎15 g,白芍12 g,白术10 g,桂枝6 g,炙甘草6 g。水煎服,日服1剂。

3.胆囊炎

柴胡15 g,大黄9 g,白芍15 g,陈皮10 g,紫花地丁30 g。水煎服,日服

1剂。

4.病毒性肝炎

柴胡 15 g,黄芩 15 g,人参 10 g,清半夏 10 g,炙甘草 10 g,生姜 10 g,大枣 4 枚。水煎服,日服 1 剂。14 天为 1 个疗程。

5.胆结石

柴胡 15 g,黄芩 15 g,枳壳 15 g,木香 10 g,白芍 20 g,郁金 15 g,大黄 15 g(后下),甘草 10 g。随征加减:黄疸加茵陈 18 g,栀子 15 g;腹胀加厚朴 15 g,莱菔子 10 g。水煎服,日服 1 剂。

6.急慢性阑尾炎

大柴胡汤加减:柴胡 20 g,枳实 15 g,大黄 12 g,黄芩 12 g,姜半夏 15 g,白芍 15 g,牡蛎 30 g,川楝子 15 g,生姜 3 片,大枣 6 枚。水煎服,日服 1 剂。

7.风热感冒

柴胡 15 g,葛根 15 g,羌活 10 g,白芍 15 g,黄芩 15 g,前胡 10 g,桔梗 10 g,白芷 6 g,生石膏 30 g(先煎),金银花 30 g。水煎服,日服 1 剂。

8.梅尼埃病

柴胡 10 g,黄芩 10 g,白芍 15 g,清半夏 15 g,大黄 10 g(后下),枳实 10 g,竹茹 10 g,石菖蒲 10 g,木通6 g,炙甘草 6 g。水煎服,日服 1 剂。

9.多形红斑

柴胡注射液每次 2 mL,肌内注射,一天 2 次。

(七)不良反应

(1)过量服用可致呕吐、少尿、水肿、无尿等毒性反应。

(2)变态反应表现为皮肤红色丘疹、头痛加重。注射剂可致头晕、心悸、手足麻木、呼吸急促、面色苍白、四肢厥冷、大汗淋漓、血压降低等表现。

九、升麻

(一)别名

北升麻、西升麻、川升麻、绿升麻、花升麻、关升麻、蜀升麻、鸡骨升麻、黑升麻。

(二)处方名

炒升麻、炙升麻、蜜升麻、升麻炭。

(三)常用量

3～9 g。

(四)常用炮制

1.升麻

取原药材洗净,加水闷润12小时,切0.2~0.3 cm的片即可。

2.炒升麻

升麻片5 kg,麦麸0.8 kg。先将锅烧热,加入麦麸与升麻片,炒至微黄色,筛去麦麸。

3.升麻炭

取升麻片,用大火炒至焦黑色。

4.酒升麻

升麻片5 kg,白酒1 kg,麦麸0.6 kg,米酒0.6 kg。取升麻片,加白酒与水拌匀,用微火熔干,再将锅烧热,撒入麦麸,至冒烟时,倒入升麻片,1~2分钟后成微黄色,筛去麦麸。

5.蜜升麻

升麻500 g,蜜100 g。先将蜜煮沸,加入升麻片,炒至蜜被吸尽,升麻呈黄红色,放冷即可。

(五)常用配伍

1.配牛蒡子

清热透疹。用于治疗疹毒热盛,疹出不畅之症。

2.配生石膏

清胃泻火。用于治疗胃热火盛所致之牙痛齿肿、口舌生疮之症。

3.配柴胡

清热解表。用于治疗外感风热,发热恶寒之症。

4.配黄芪

升提中气。用于治疗气虚所致之子宫脱垂、久痢脱肛、胃下垂等症。

(六)临床应用

1.风热感冒

升麻6 g,柴胡10 g,蒲公英30 g,生姜6 g。水煎服,日服1剂。

2.急性鼻窦炎

升麻葛根汤加味:升麻6 g,葛根15 g,赤芍10 g,黄芩12 g,鱼腥草15 g,蒲公英30 g,桔梗6 g,白芷8 g,苍耳子12 g,生甘草6 g。

随征加减:身热、舌红、脉数加生石膏30 g;口苦、耳鸣、耳聋加龙胆草10 g;

头晕、身重、胃纳呆滞加佩兰10 g,藿香 6 g,薏苡仁 20 g;鼻塞加辛夷 10 g,苦杏仁 9 g;涕中带血加紫草10 g,牡丹皮12 g,白芍 10 g,炙甘草 3 g;气虚无力加黄芪15 g,当归10 g;便秘加生大黄 10 g。水煎服,日服 1 剂。

3.胃下垂

升麻 6 g,葛根 15 g,黄芪 30 g,炙甘草 10 g,细辛 3 g(后下),大枣 10 枚。水煎服,日服 1 剂。

4.习惯性流产

黄芪 30 g,升麻 8 g,人参 5 g,白术 12 g,当归 10 g,续断 12 g,杜仲 10 g,菟丝子 15 g,炙甘草 6 g。水煎服,日服 1 剂。

(七)不良反应与注意事项

(1)剂量过大,可出现毒性反应,头痛、震颤、四肢强直性收缩等。

(2)可致皮肤充血、胃肠炎、呼吸困难等不良反应。

(3)体虚汗多者慎用。

第三节　止咳平喘药

一、杏仁

(一)处方名

苦杏仁、杏仁、光杏仁、杏仁泥、炙杏仁、蜜杏仁、炒杏仁。

(二)常用量

5～9 g。

(三)常用炮制

1.杏仁

取原药材,置开水锅中浸泡半小时,或者至皮皱起,倾入冷水中搓去皮,晒干,筛去皮即可。

2.炒杏仁

取杏仁用微火炒至微黄色有焦香味为度。

3.蜜杏仁

杏仁 0.5 kg,蜜 100 g。取杏仁加蜜炙,以不粘手为度。

(四)常用配伍

1.配前胡

止咳化痰。用于治疗感冒咳嗽、气管炎咳嗽、痰多胸闷等症。

2.配桔梗

止咳祛痰。用于治疗外感风寒、咳嗽痰多、胸闷气促等症。

3.配瓜蒌

润肺止咳。用于治疗肺热咳嗽,干咳少痰、口舌干燥、胸闷、吐痰不利等症。

(五)临床应用

1.上呼吸道感染

杏仁 10 g,法半夏 10 g,茯苓 12 g,陈皮 10 g,前胡 10 g,枳壳 6 g,桔梗 6 g,甘草 6 g,生姜3 片,大枣3 枚。水煎服,日服 1 剂。

2.急性气管炎

杏仁 10 g,麻黄 6 g,生石膏 30 g,黄芩 15 g,金银花 30 g,小蓟 15 g,陈皮6 g,甘草 6 g,生姜 3 片。水煎服,日服 1 剂。

3.便秘

杏仁 10 g,生地黄 30 g,当归 12 g,火麻仁 10 g,桃仁 6 g,枳壳 6 g。水煎服,日服 1 剂。

4.扁平疣

杏仁 9 g,麻黄 6 g,薏苡仁 30 g,大青叶 20 g,赤芍 15 g,紫草 12 g,牡丹皮 12 g,皂角刺 6 g,柴胡 9 g,紫花地丁 30 g,白花蛇舌草 15 g,甘草 9 g。水煎服,日服 1 剂。

(六)不良反应

大量服用可发生中毒,严重者导致死亡。中毒表现为眩晕、头痛、呕吐、心悸、发绀、呼吸急促、血压下降、昏迷、惊厥等。

二、百部

(一)别名

百条根、九丛根、山百根、野天门冬。

(二)处方名

百部、炙百部、制百部、炒百部。

(三)常用量

5~12 g。

(四)常用炮制

1.百部

取原药材洗净,切片,晒干。

2.制百部

百部片 50 kg,甘草 4 kg。取甘草煎汤,加入百部片浸泡后捞出晒干。

3.蜜百部

百部 50 kg,蜜 7 kg。取百部微炒至焦斑,加蜜及水和匀,再用微火缓炒变干。

4.炒百部

取百部用微火炒至微黄色。

(五)常用配伍

1.配沙参

润肺止咳。用于治疗干咳少痰、肺结核咳嗽、低热乏力及慢性咽炎咽部干痒、干咳等症。

2.配川贝母

清肺化痰。用于治疗肺热咳嗽、咳吐黄痰、胸痛胸闷等症。

(六)临床应用

1.滴虫性肠炎

百部 15 g,党参 15 g,白术 12 g,黄芪 18 g,茯苓 15 g,苦参 10 g,秦皮 8 g,砂仁 6 g,蛇床子 6 g,木香 6 g,黄柏 9 g,白头翁 9 g,炙甘草 6 g。水煎服,日服 1 剂。

2.阴虱

百部 60 g,硫黄 30 g,鹤虱 20 g,苦参 20 g,白鲜皮 20 g,地肤子 20 g,五倍子 25 g,蛇床子 18 g,大黄 20 g。水煎洗并湿敷患处,一天 1~2 次。

3.足癣

百部 30 g,苦参 60 g,黄芩 30 g,黄柏 30 g,白鲜皮 30 g,蛇床子 40 g,姜黄 20 g,白芷 20 g。水煎,泡足,每次 30 分钟,每天 1 次。

4.滴虫性阴道炎

百部 30 g,蛇床子 30 g,苦参 40 g,白鲜皮 20 g,明矾 10 g,硫黄 10 g,乌梅 9 g,花椒 3 g。水煎,待药液温度适当时坐浴,每次 30 分钟,每天 1～2 次。

5.淋巴结核

百部 15 g,白果 6 g,牡蛎 30 g,沙参 15 g,百合 15 g,瓜蒌 30 g,黄芩 12 g,紫菀 6 g,桑白皮 12 g。水煎服,日服 1 剂。

(七)不良反应与注意事项

(1)腹痛、腹泻、胸部灼热感、口咽干燥、头晕等。

(2)过量可引起呼吸中枢麻痹,表现为恶心、呕吐、头昏、头痛、面色苍白、呼吸困难、呼吸麻痹。

(3)脾虚泄泻者慎用。

三、紫菀

(一)别名

青菀、紫倩、山紫菀。

(二)处方名

紫菀、炙紫菀、炒紫菀。

(三)常用量

6～10 g。

(四)常用炮制

1.紫菀

取原药材,拣净杂质,洗净,切片,晒干。

2.炒紫菀

取紫菀,用微火炒至老黄色或微焦。

3.蜜紫菀

紫菀 0.5 kg,蜜 150 g。先将蜜熔化,将紫菀片放入拌匀,炒至深黄色不粘手为度。

(五)常用配伍

1.配款冬花

化痰止咳。用于治疗咳嗽痰多、胸闷气喘之症。

2.配五味子

润肺止咳。用于治疗久咳不止,咳嗽痰多,气喘自汗等症。

(六)临床应用

1.支气管扩张

紫菀 10 g,阿胶 15 g(烊化),桔梗 9 g,知母 10 g,党参 12 g,茯苓 10 g,川贝母 9 g,五味子6 g,甘草3 g。水煎服,日服 1 剂。

2.支气管炎

紫菀 10 g,芒硝 6 g,木通 6 g,桔梗 9 g,白茅根 20 g,大黄 5 g,甘草 6 g。水煎服,日服 1 剂。

3.百日咳

紫菀 9 g,百部 9 g,白僵蚕 5 g,川芎 5 g,乳香 3 g,胆南星 3 g,赭石 10 g。水煎服,日服 1 剂。

4.支气管哮喘

紫菀 10 g,炙麻黄 6 g,地龙 15 g,延胡索 10 g,紫苏子 10 g,桃仁 10 g,枳实 9 g。水煎服,日服 1 剂。

(七)不良反应与注意事项

(1)阴虚火旺者慎用。

(2)紫菀皂苷有强力溶血作用,其粗制剂不宜静脉注射。

四、紫苏子

(一)别名

黑苏子、杜苏子、南苏子。

(二)处方名

紫苏子、苏子、炒苏子、蜜苏子。

(三)常用量

3~9 g。

(四)常用炮制

1.炒紫苏子

取紫苏子用微火炒至有香味,或起爆声为度。

2.蜜紫苏子

紫苏子 50 kg,蜜 6 kg。取紫苏子加蜜炒至深棕色不粘手为度。

(五)常用配伍

1.配半夏

祛痰平喘。用于治疗咳嗽气喘、胸闷痰多等症。

2.配川贝母

止咳化痰。用于治疗咳嗽气喘、痰多黏稠、咳吐不利等症。

3.配火麻仁

润肠通便。用于治疗体虚津少大便燥结、脘腹胀闷之症。

(六)临床应用

1.慢性气管炎

紫苏子 10 g,半夏 10 g,当归 10 g,前胡 6 g,陈皮 6 g,肉桂 2 g,甘草 3 g,生姜 3 片。水煎服,日服 1 剂。

2.哮喘

炙苏子 12 g,炙麻黄 6 g,紫菀 10 g,佛耳草 10 g,苦杏仁 9 g,黄芩 12 g,法半夏 10 g,茯苓15 g,白僵蚕 10 g,橘红 10 g,炙款冬花 10 g,甘草 6 g。水煎服,日服 1 剂。

3.便秘

紫苏子 10 g,火麻仁 10 g,知母 12 g,防风 10 g,杏仁 9 g,生姜 3 片,陈皮6 g。水煎服,日服 1 剂。

五、桑白皮

(一)别名

桑树皮、桑皮。

(二)处方名

桑白皮、双皮、炙桑白皮。

(三)常用量

6～15 g。

(四)常用炮制

1.桑白皮

取原药材,去外皮,洗净,切片,晒干。

2.炙桑白皮

桑白皮 5 kg,蜜 1.2 kg。先将蜜加水适量化开,加入桑白皮片拌匀,炒至黄色蜜尽为度。

3.炒桑白皮

取桑白皮片,用微火炒至黄色即可。

(五)常用配伍

1.配枇杷叶

清肺化痰。用于治疗肺热咳嗽、痰黄胸闷、口干苔黄等症。

2.配地骨皮

养阴退热。用于治疗阴虚低热、手足心热、夜间盗汗、口咽干燥等症。

3.配白茅根

清热利水。用于治疗泌尿系统感染,尿痛尿频、小便不畅及慢性肾炎下肢水肿等症。

(六)临床应用

1.急性气管炎

桑白皮 15 g,黄芩 15 g,苦杏仁 9 g,川贝母 9 g,枇杷叶 10 g,桔梗 9 g。水煎服,日服 1 剂。

2.鼻出血

桑白皮 30 g,白茅根 30 g,芦根 20 g,黄芩 15 g,大黄 6 g。水煎服,日服 1 剂。

3.支原体肺炎

桑白皮 15 g,姜半夏 6 g,紫苏子 10 g,杏仁 6 g,浙贝母 6 g,黄芩 6 g,黄连 2 g,栀子 6 g,苇茎 20 g,白僵蚕 6 g,瓜蒌 15 g,金银花 6 g。水煎服,日服 1 剂。

4.痤疮

桑白皮 20 g,黄芩 15 g,枇杷叶 10 g,苦参 10 g,栀子 6 g,金银花 15 g,茵陈 10 g,白花蛇舌草 20 g,甘草 5 g。水煎服,日服 1 剂。

5.小儿急性肾炎

麻黄 3 g,连翘 6 g,金银花 6 g,赤小豆 30 g,桑白皮 9 g,茯苓 9 g,泽泻 6 g,车前草 10 g,白茅根 30 g,蝉蜕 6 g。水煎服,日服 1 剂。

6.肾炎水肿

桑白皮 30 g,冬瓜皮 30 g,大腹皮 10 g,薏苡仁 30 g,芦根 30 g,桑寄生 15 g,

车前草 30 g,白花蛇舌草 15 g。水煎服,日服 1 剂。

六、葶苈子

(一)别名

独行菜子、辣辣根子、播娘蒿子。

(二)处方名

葶苈子、炒葶苈子、蜜葶苈子。

(三)常用量

5~10 g。

(四)常用炮制

1.炒葶苈子

取葶苈子用微火炒 2~3 分钟,至有响声并有香气时为度。

2.蜜葶苈子

葶苈子 0.5 kg,蜜 200 g。先将蜜熬黄,加入葶苈子,用微火翻炒呈紫色为度。

(五)常用配伍

1.配桑白皮

行水平喘。用于治疗水气壅肺、喘咳胸闷、下肢水肿、小便不利等症。

2.配泽泻

泻水消肿。用于治疗肾性及心性水肿、小便不利、脘胸胀闷等症。

3.配干姜

温肺止咳。用于治疗肺寒咳喘、痰多胸闷、呕恶脘胀等症。

(六)临床应用

1.胸腔积液

炒葶苈子 10 g,大枣 12 枚。水煎服,日服 1 剂。

2.内耳眩晕症

葶苈子 10 g,茯苓 15 g,桂枝 8 g,炒白术 10 g,天麻 10 g,泽泻 6 g,半夏 10 g,淡竹叶 6 g,甘草 3 g。水煎服,日服 1 剂。

3.肺心病

葶苈子 10 g,百合 15 g,川贝母 10 g,法半夏 10 g,陈皮 10 g,枳壳 6 g,紫苏

子 6 g,茯苓 10 g,虎杖 6 g,茵陈 6 g,板蓝根 15 g,丹参 15 g,牡丹皮 6 g。水煎服,日服 1 剂。

4.支气管哮喘

葶苈子 15 g,紫苏子 15 g,炙麻黄 8 g,陈皮 10 g,地龙 15 g,麦冬 30 g,沙参 15 g,干姜 3 g,甘草 6 g。水煎服,日服 1 剂。

5.慢性肾炎

葶苈子 10 g,防己 10 g,椒目 6 g,大黄 6 g,桂枝 6 g,黄芪 30 g,白术 15 g,茯苓 20 g,泽泻6 g,蝉蜕 6 g,薏苡仁 30 g,甘草 6 g。水煎服,日服 1 剂。

6.肝硬化腹水

葶苈子 15 g,黄芪 30 g,党参 15 g,茯苓 20 g,益母草 15 g,炙鳖甲 15 g,白术 15 g,泽泻 6 g,土鳖虫10 g,莪术 10 g,三棱 6 g,炮穿山甲 10 g,白花蛇舌草 15 g,蒲公英 30 g,车前草 30 g。水煎服,日服 1 剂。

(七)不良反应与注意事项

(1)心脏毒性:心律减慢、传导阻滞。

(2)过敏性休克胸闷、恶心、呕吐、头晕、心慌、面色苍白、大汗、呼吸困难、血压下降等。

(3)体质虚弱者慎用。

七、枇杷叶

(一)别名

杷叶。

(二)处方名

枇杷叶、蜜枇杷叶、炒枇杷叶。

(三)常用量

6～10 g。

(四)常用炮制

1.枇杷叶

取原药材,刷净背面毛茸,去柄,洗净,切丝,晒干。

2.炒枇杷叶

取枇杷叶丝,放 120 ℃热锅内,炒至微焦即可。

189

3.蜜枇杷叶

枇杷叶 0.5 kg,蜜 100 g。先将蜜化开,加适量水与枇杷叶拌匀,炒至微黄色不粘手为度。

(五)常用配伍

1.配紫菀

化痰止咳。用于治疗感冒咳嗽及气管炎咳嗽痰多、胸闷、喉痒等症。

2.配竹沥

清肺化痰。用于治疗肺热咳嗽、痰黄黏稠、咳吐不利、舌干口苦等症。

3.配半夏

止咳祛痰。用于治疗咳嗽痰多、呕恶痞闷、胸闷胸痛等症。

(六)临床应用

1.痤疮

枇杷叶 10 g,桑白皮 15 g,黄柏 10 g,黄连 6 g,人参 6 g,黄芩 12 g,桑寄生 12 g,玄参 12 g,蒲公英 30 g,小蓟 30 g,白花蛇舌草 15 g,甘草 3 g。水煎服,日服 1 剂。

2.妊娠呕吐

枇杷叶 6 g,白术 6 g,黄芩 9 g,茯苓 10 g,姜竹茹 6 g,法半夏 6 g,陈皮 6 g,大枣 6 枚。水煎服,日服 1 剂。

3.百日咳

枇杷叶 9 g,麦冬 10 g,天冬 10 g,北沙参 9 g,百合 10 g,瓜蒌仁 6 g,百部 8 g,桔梗 4 g,木蝴蝶 3 g,橘红 6 g,桑白皮 6 g,地龙 6 g,蒲公英 10 g。水煎服,日服 1 剂。

4.慢性气管炎

枇杷叶 10 g,紫菀 10 g,黄芩 10 g,金银花 15 g,黄芪 15 g,姜半夏 10 g,竹茹 6 g,紫苏叶 6 g,炙甘草 6 g。水煎服,日服 1 剂。

5.回乳

枇杷叶 20 g,炒麦芽 30 g,炒神曲 30 g。水煎服,日服 1 剂。

(七)不良反应

未除毛之枇杷叶可引起咳嗽、喉头水肿、痉挛等症状。

八、白果

(一)别名

银杏果、公孙树果、佛指柑。

(二)处方名

白果、白果仁、炒白果。

(三)常用量

3～9 g。

(四)常用炮制

炒白果:取白果肉用微火炒至黄色。

(五)常用配伍

1.配地龙

止咳平喘。用于治疗哮喘、气管炎所致之喘促胸闷、咳嗽痰多等症。

2.配半夏

止咳祛痰。用于治疗感冒咳嗽、气管炎咳嗽、痰多、胸脘痞闷等症。

3.配干姜

温肺止咳。用于治疗肺寒咳嗽、痰白清稀、食纳少进、四肢不温等症。

(六)临床应用

1.支气管炎

白果 10 g,麻黄 3 g,葶苈子 10 g,紫苏子 6 g,款冬花 10 g,炒杏仁 9 g,蜜桑白皮 15 g,黄芩 15 g,法半夏 12 g,陈皮 6 g,枳壳 6 g,甘草 3 g。水煎服,日服 1 剂。

2.遗尿

白果 6 g,益智仁 6 g,茯神 5 g,女贞子 5 g,覆盆子 4 g,金樱子 3 g,桑螵蛸 6 g,菟丝子 9 g,五味子 6 g,莲须 3 g,生龙骨 10 g,生牡蛎 10 g。水煎服,日服 1 剂。或将白果仁炒熟,每岁 1 枚,最多不超过 20 枚,每晚服 1 次,连用 7～10 天。

3.肺结核

白果 10 g,枇杷叶 12 g,沙参 15 g,百部 15 g,白及 10 g,夏枯草 20 g,瓜蒌 20 g,枸杞子 10 g,阿胶15 g(烊化),紫菀 10 g,白薇 6 g,甘草 3 g。水煎服,日服 1 剂。

4.冠心病

白果 10 g,丹参 15 g,赤芍 12 g,牡丹皮 12 g,红花 6 g,川芎 10 g,当归 6 g,生地黄 30 g,桂枝 3 g,葛根 15 g,三七粉 2 g(冲服)。水煎服,日服 1 剂。

(七)不良反应

1.消化系统

呕吐、腹胀、腹痛、腹泻等。

2.造血系统

白细胞升高。

3.神经系统

头痛、昏迷、惊厥、抽搐、触觉、痛觉消失等。

4.皮肤过敏

潮红、瘙痒、丘疹、血肿、起疱等。

参 考 文 献

[1] 丛晓娟,杨俊玲,韩本高.实用药物学基础[M].石家庄:河北科学技术出版社,2021.

[2] 张艳.现代临床实用药物学[M].长春:吉林科学技术出版社,2019.

[3] 赵学友.临床药物学进展[M].长春:吉林科学技术出版社,2019.

[4] 赵桂法.药物学临床诊疗常规[M].天津:天津科学技术出版社,2020.

[5] 刘翠玲.临床药物学研究[M].长春:吉林科学技术出版社,2019.

[6] 王博.药物学基础[M].重庆:重庆大学出版社,2021.

[7] 徐世军,马莉,沈云辉,等.实用临床药物学[M].北京:中国医药科技出版社,2019.

[8] 蒋赟.药物学基础与临床应用[M].天津:天津科学技术出版社,2020.

[9] 巩萍.现代临床药物学应用[M].长春:吉林科学技术出版社,2019.

[10] 时慧.药学理论与药物临床应用[M].北京:中国纺织出版社,2021.

[11] 王春娟.现代药物诊疗学[M].沈阳:沈阳出版社,2019.

[12] 李雄.临床药物治疗学[M].北京:中国医药科技出版社,2019.

[13] 张艳秋.现代药物临床应用实践[M].北京:中国纺织出版社,2021.

[14] 刘冰,毕艳华,李聃.实用药物治疗学[M].长春:吉林科学技术出版社,2019.

[15] 陈仁国.临床内科药物治疗学[M].长春:吉林科学技术出版社,2019.

[16] 刘林夕.药物学基础与临床实践[M].哈尔滨:黑龙江科学技术出版社,2020.

[17] 余敬谋,黄建耿.生物药剂学与药物动力学[M].武汉:华中科技大学出版社,2019.

[18] 金少鸿.药物分析学[M].北京:中国协和医科大学出版社,2020.

[19] 王美娟.实用药物学精粹[M].上海:上海交通大学出版社,2019.

[20] 杨倩.实用临床药物学[M].上海:上海交通大学出版社,2019.

[21] 冯卫平.新编临床药物学[M].长春:吉林科学技术出版社,2019.

[22] 赵立春.现代药物学指南[M].天津:天津科学技术出版社,2020.

[23] 张玉静.临床实用药物学[M].哈尔滨:黑龙江科学技术出版社,2019.

[24] 刘莹莹.临床药理学与药物治疗学[M].天津:天津科学技术出版社,2020.

[25] 王辉.实用治疗药物学[M].上海:上海交通大学出版社,2019.

[26] 王潞.实用药物学进展[M].北京:科学技术文献出版社,2020.

[27] 李振卿.临床药物学[M].天津:天津科学技术出版社,2019.

[28] 唐十平.药物学基础与临床常用药物[M].北京:金盾出版社,2020.

[29] 耿萍.实用药物学临床进展[M].天津:天津科学技术出版社,2019.

[30] 张爱华.药物学基础与临床[M].哈尔滨:黑龙江科学技术出版社,2020.

[31] 孟敏.精编药物学新进展[M].上海:上海交通大学出版社,2019.

[32] 崔红霞.临床药学与药物治疗学[M].昆明:云南科技出版社,2020.

[33] 高学德.药物学基础与临床应用[M].长春:吉林大学出版社,2019.

[34] 赵丽娅.药物学基础[M].郑州:河南科学技术出版社,2020.

[35] 辛本茹.实用临床药物学诊断[M].北京:科学技术文献出版社,2020.

[36] 孙晓春,蔡军.某医院常用四种非麻醉性镇痛药的临床应用分析[J].药品评价,2021,18(14):852-854.

[37] 王碧晴,林泉,李丹丹,等.单硝酸异山梨酯联合钙通道阻滞剂治疗单纯收缩期高血压的 Meta 分析[J].医学研究杂志,2021,50(1):61-65.

[38] 衣楠玲,李海明,李永.儿童功能性消化不良药物治疗的研究进展[J].医学综述,2020,26(21):4258-4262.

[39] 庄子晗,张志文,贾敬全,等.恩他卡朋有关物质的合成及结构确证[J].中国药物化学杂志,2020,30(4):228-235.

[40] 尚丛珊,侯亚妮.β_2-肾上腺素受体色谱模型的建立及在止咳平喘药筛选中的应用[J].当代化工研究,2021,98(21):175-176.